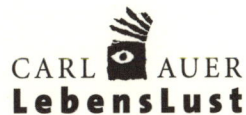

CARL AUER
LebensLust

Tobias Conrad

Gelassen fliegen
Selbsttherapie bei Flugangst

2011

Umschlaggestaltung: Uwe Göbel
Foto: Thorsten Höning
Satz: Verlagsservice Hegele, Heiligkreuzsteinach
Printed in Germany
Druck und Bindung: Freiburger Graphische Betriebe, www.fgb.de

Erste Auflage, 2011
ISBN 978-3-89670-792-5
© 2011 Carl-Auer-Systeme Verlag
und Verlagsbuchhandlung GmbH, Heidelberg

Bibliografische Information der Deutschen Nationalbibliothek:
Die Deutsche Nationalbibliothek verzeichnet diese Publikation
in der Deutschen Nationalbibliografie; detaillierte bibliografische
Daten sind im Internet über http://dnb.ddb.de abrufbar.

Informationen zu unserem gesamten Programm, unseren Autoren
und zum Verlag finden Sie unter: www.carl-auer.de.

Wenn Sie Interesse an unseren monatlichen Nachrichten
aus der Vangerowstraße haben, können Sie unter
http://www.carl-auer.de/newsletter den Newsletter abonnieren.

Carl-Auer Verlag
Vangerowstraße 14
69115 Heidelberg
Tel. 0 62 21-64 38 0
Fax 0 62 21-64 38 22
info@carl-auer.de

Inhalt

Vorwort

Sie lesen dieses Buch wahrscheinlich, weil Sie unter Flugangst leiden und nun einen Weg finden wollen, wie Sie Ihre Angst nachhaltig bezwingen können, um den nächsten Flug dann entspannt bewältigen zu können. Ich bin kein Freund von großen Versprechungen, weil sie eine andere Form von Erwartungsdruck sind. Aber mein Ziel beim Verfassen dieses Buches war ganz klar der Wunsch, Menschen, die unter Flugangst leiden, ein wirksames Werkzeug in die Hand zu geben, mit dem sie die Flugangst tatsächlich in den Griff bekommen und ihr nicht mehr hilflos ausgeliefert sind.

Im Idealfall trauen Sie sich mit diesem Buch in der Hand Ihren nächsten Flug zu.

Ich vertraue darauf, dass meine Patienten und auch Sie als Leser dieses Buches prinzipiell kompetente, intelligente und kreative Menschen sind, die die Ressourcen zur Lösung ihrer Probleme in sich tragen und sie mithilfe der in diesem Buch vorgestellten Ansätze und Methoden für sich entdecken (bzw. wiederentdecken).

Eine erfolgreiche Therapie mittels mentaler Techniken wie der Selbsthypnose sucht nach Zusammenhängen, aus denen die Angstmuster verstehbar werden, und gleichzeitig nach Wegen, die aus diesen Mustern herausführen. Das macht sie in der therapeutischen Praxis und in der hier vorgestellten Selbstanwendung so effektiv und effizient.

Es ist zwar keine Voraussetzung, aber sicherlich von Vorteil, wenn Sie ein grundlegendes Interesse an seelischen Prozessen haben, offen für neue Erfahrungen sind und ein gewisses Maß an Abenteuerlust und Neugier mit sich bringen – das ist ja schon grundsätzlich im Leben von Vorteil, besonders aber in Phasen, in denen wir Veränderungen anstreben.

Diesem Buch liegen folgende zwei Vorannahmen zugrunde, deren erstaunliche Kraft wir im Verlauf des Buches eingehend darstellen werden:

1. Angst ist weder gut noch schlecht. Es kommt nur darauf an, ob wir die ihr innewohnenden Botschaften entschlüsseln und wie wir diese nutzen.
2. Jeder Mensch, der ein Problem hat, trägt auch die Lösung bereits in sich.

Es ist allgemein bekannt, dass das Gefährlichste am Fliegen der Weg zum Flughafen ist. Da aber jedes Flugzeugunglück, wo auch immer auf der Welt es passiert, in den Medien zigfach vermeldet wird, entsteht natürlich ein verzerrtes Bild: Während weltweit bei Autounfällen jährlich weit mehr als 100 000 Menschen sterben, sind es bei den durchschnittlich 20 tödlich verlaufenden Flugzeugunglücken etwa 700 Tote im Jahresdurchschnitt. Statistisch gesehen müsste ein Passagier 100 000-mal rund um die Welt fliegen, um bei einem Flugzeugunglück ums Leben zu kommen.

Da das Vermeidungsverhalten – also nicht zu fliegen – das berufliche und soziale Leben teilweise schwer beeinträchtigt, sind Flugangstpatienten in der Regel hoch motiviert, wenn sie sich entschließen, etwas gegen ihre Flugangst zu unternehmen. Lassen Sie sich davon bei Ihrer Veränderungsarbeit anspornen.

Alle in diesem Handbuch vorgestellten Interventionen sind vielfach und erfolgreich in der Praxis erprobt, und einige davon werden außerdem auch in den Flugangstseminaren renommierter Fluggesellschaften eingesetzt.

Ich habe mich bemüht, dieses Buch ohne allzu viel theoretischen Ballast und direkt aus der Praxisperspektive zu schreiben, sodass Sie die vielen wörtlichen Anleitungen direkt anwenden können.

Das Buch gliedert sich in drei Teile:

Im ersten Teil liefert es alle wichtigen Informationen rund um das Erlebnis »Fliegen«. Sie werden mit einer Flugreise von A bis Z vertraut gemacht, erhalten flugtechnische Informationen und meine persönlichen Empfehlungen als Lufthansa-Chefsteward.

Im zweiten Teil geht es um psychologisches Grundwissen über Angst und verschiedene Formen der Angsttherapie.

Im dritten Teil schließlich beschäftigen wir uns mit spezifischen Therapiemethoden bei Flugangst.

Besondere Elemente in diesem Buch

Bevor es losgeht, möchte ich auf ein paar besonders gekennzeichnete Elemente in diesem Buch hinweisen:

Klare Worte: Sie fassen wichtige Gedanken pointiert – manchmal sogar ein wenig provokativ – zusammen und stehen meist am Ende einzelner Abschnitte.

Der Blick nach innen: Dieser gibt Anstöße zur Erkundung wichtiger persönlicher Fragen in meditativer Innenschau.

Anleitungen und Meditationen: Sie können wie ein meditatives Mantra, als Suggestion oder als Affirmation eingesetzt und zur inneren Stärkung herangezogen werden. Sie zeigen mögliche positive Impulse für die innere Kommunikation auf und können gern individuell umgestaltet werden.

Ich empfehle Ihnen, diese Anleitungen als Sprachmemo auf das eigene iPhone, Smartphone oder Diktiergerät aufzusprechen und dann als selbsthypnotisch wirksame »geführte Meditationen« zu verwenden.

Sie werden merken, dass ich die Begriffe »Meditation«, »Hypnose« und »Trance« oft synonym verwende, da dies auch meiner therapeutischen Erfahrung entspricht: Es handelt sich

immer um mehr oder weniger tiefere oder höhere Bewusst-
seinszustände, in denen wir dazulernen, ohne dass es sich wie
Lernen anfühlen muss.

Das wiederholte Lesen, Anhören und »Auf-sich-wirken-
Lassen« dieser Meditationen wirkt oft Wunder!

Hören Sie sich die Aufnahmen erst an einem ruhigen Ort
an, an dem Sie entspannen können. Später können Sie sie dann
gleich vor und während des Flugs anhören.

Der Ton macht die Musik

Die Flugangst macht keinerlei Unterschiede zwischen den Ge-
schlechtern: Frauen und Männer sind gleichermaßen betroffen.
Da es für den Leser eher mühsam ist, wenn bestimmte Personen
immer in der männlichen und weiblichen Form aufgeführt werden, habe ich mich entschieden, in der Regel die Pluralform zu
verwenden, und möchte an dieser Stelle betonen, dass sich Männer und Frauen natürlich immer gleichermaßen angesprochen
fühlen sollen.

Dieser Wunsch, *alle* Frauen und Männer gleichermaßen an-
zusprechen, äußert sich auch darin, dass ich selbst in diesem Buch
in der ersten Person Plural zu Ihnen rede. Ich bitte das nicht etwa
als Pluralis Majestatis zu verstehen. Ich fühle mich durch die eine
oder andere angstbesetzte Schwierigkeit, die ich – wie im Übrigen alle Menschen – in meinem Leben schon zu überwinden
hatte, mit meinen Patienten und Lesern eng verbunden. Angst ist
urmenschlich und betrifft uns in der einen oder anderen Form
alle – mal mehr, mal weniger, mal gar nicht. Deshalb habe ich in
der Anrede das allumarmende, einschließende »Wir« gewählt.

Und nun wünsche ich uns allen viel Freude auf der bevorstehenden Reise.

Tobias Conrad
Wien und Frankfurt am Main, Februar 2011

1 Über den Wolken

1.1 Eine Flugreise von A bis Z

Bewegung bedeutet Veränderung. Reisen bedeutet Bewegung, also Veränderung. Veränderungen, egal ob sie persönlicher, seelischer, beruflicher oder einfach örtlicher Art sind (wie das beim Reisen der Fall ist), sind mit starken Gefühlen verbunden. Nicht alle sind angenehm. Oft werden Veränderungen von Zweifel und Unsicherheit, manchmal sogar von handfesten Ängsten begleitet. Das ist normal. Lenken wir unser besonderes Augenmerk einmal auf die Übergänge zwischen den einzelnen Phasen, wo wir von einem Zustand in den nächsten wechseln. Je größer der Unterschied zwischen zwei Zuständen ist und je unerwarteter sie eintreten, desto intensiver erleben wir den Veränderungsvorgang. Es entsteht eine gewisse Instabilität, muss doch ein bekannter Zustand zugunsten eines unbekannten aufgegeben werden. Etwas Altes hört auf, etwas Neues beginnt. Manchmal haben wir das Gefühl, die Kontrolle zu verlieren. Wir fühlen uns den neuen Umständen nicht gewachsen, wissen wir doch nicht genau, was da auf uns zukommt. Je besser wir jedoch über die einzelnen Phasen während der Veränderung, über den Ablauf des Vorgangs Bescheid wissen, desto ruhiger und gelassener, desto selbstbestimmter und konzentrierter können wir uns auf die Veränderung einlassen.

Am Beispiel des Fliegens würde das bedeuten, dass wir genau darüber Bescheid wissen, was im Flugzeug wann und warum passiert. Wir sind dann nicht mehr Opfer geheimnisvoller Vorgänge, die sich abspielen und denen wir mit unseren Empfindungen nur reaktiv folgen können. Im Gegenteil: Jetzt nehmen wir aktiv wahr, was geschieht, wir können Situationen verstehen, richtig einschätzen und Entscheidungen fällen. Wir wissen im Grunde an jedem Punkt, was als Nächstes geschehen wird, und können uns darauf einstellen. Wir nennen diesen Vorgang: vorausschauend (teilnehmend) fliegen.

Dies ist, wie oben beschrieben, nicht in jeder Lebenssituation möglich. Ganz sicher ist es aber beim Fliegen möglich, da eine Flugreise grundsätzlich gleichbleibenden Abläufen folgt. (Die Gründe dafür liegen im Bereich der Flugtechnik und der Flugsicherheit.) Wir können uns also vorbereiten, indem wir die Abläufe studieren.

Die Reisevorbereitung

Die Buchung

Schon bei der Buchung können wir darauf achten, grundsätzlich so viel Stress wie möglich zu vermeiden, indem wir Folgendes tun:

- wenn möglich antizyklisch buchen – also möglichst nicht zu den Hauptreisezeiten bzw. in besonders anstrengenden oder hektischen Phasen (Wochenenden, Hochsaison, viel zu tun, familiäre Belastungen etc.)
- Flugzeiten wählen, die uns angenehm sind, in denen wir uns grundsätzlich mutig fühlen; wir versuchen im Vorfeld herauszufinden, wann wir psychisch und physisch am belastbarsten sind: eher morgens, vormittags oder nachmittags?
- wichtige Termine, die unsere volle Aufmerksamkeit verlangen, wenn möglich auf einen Termin nach dem Flug verschieben
- versuchen, sich einen Tag vor dem Flug freizunehmen, wenn man keinen Einfluss auf das Reisedatum hat; eine Auszeit wird uns guttun (haben wir ein gutes, vertrauensvolles und offenes Arbeitsumfeld, dann können wir das Problem auch offen ansprechen); den freien Tag mit angenehmen Dingen verbringen

Das Einstimmen auf die Reise

Ist der Flug gebucht, können wir bis zum Reisetag selbst noch durchaus unterstützend tätig werden, indem wir:

- die Reise mehrmals durchspielen (und uns dabei gut beobachten, wo wir uns sicher fühlen, wo noch nicht so ganz); mit positiven Suggestionen arbeiten
- in selbsthypnotischen Imaginationen spezielle Sicherheitsanker setzen
- für Entspannung und ausreichend Schlaf sorgen
- besonders am Abend/Tag vor dem Flug keinen Alkohol trinken
- möglichst unnötige Aufregungen vermeiden
- Zeit mit Menschen verbringen, die uns guttun
- unsere Glücksbringer/Talismane aufladen

Am Tag vor der Reise

- keinen Alkohol am Abend/Tag vor dem Flug, am Reisetag und auch nicht während des Flugs (nach dem erfolgreichen Flug können sie natürlich auf ihren Mut anstoßen)
- das Gleiche gilt für Kaffee und Zucker bzw. zuckerhaltige Getränke
- ausgiebig essen – entweder Frühstück oder Mittagessen, je nachdem, wann der Flug geht
- wenn möglich Gepäck am Vorabend einchecken
- Zeit mit lieben Menschen verbringen, etwas tun, wo Sie sich sicher, aufgehoben, geliebt und geachtet fühlen
- gute Filme anschauen (es muss ja nicht gleich ein Katastrophenfilm sein)

Die Fahrt zum Flughafen

- Oft machen wir den Fehler, dass wir uns nur auf den Flug selbst konzentrieren und dabei ganz vergessen, dass wir bereits im

Vorfeld gestresst werden können. Also achten wir auch auf diese Details:

- genügend Zeit für die Fahrt zum Flughafen einplanen
- ein Verkehrsmittel auswählen, in dem wir uns wohlfühlen; manche Taxifahrer kosten einen den letzten Nerv … (Vielleicht buchen wir einen Taxifahrer, den wir kennen und dessen Fahrstil uns angenehm ist. Oder wir lassen uns von jemandem zum Flughafen bringen, den wir mögen. Oder wir fahren mit der Bahn. In vielen Großstädten ist das die angenehmste, schnellste und unkomplizierteste Variante. All dies ist keine Spinnerei, sondern ist als Achtsamkeit aufzufassen.)
- in jedem Fall Hektik und Stress vermeiden

Check-in

Im Abflugterminal unterhalten die einzelnen Fluggesellschaften ihre Abfertigungsschalter, auch Check-in-Schalter genannt, an denen wir unseren Sitzplatz zugewiesen bekommen und das Gepäck aufgeben – sofern wir das nicht schon im Vorfeld online gemacht haben oder nur Handgepäck dabeihaben.

- Wenn die Möglichkeit besteht, sollten wir unbedingt schon am Abend davor einchecken und unser Gepäck aufgeben. Das verringert den Stress am Reisetag erheblich. Grundsätzlich gilt: Je weniger Gepäck, desto einfacher.
- Beschränken wir uns möglichst nur auf ein Gepäckstück plus ein Stück Handgepäck (»travel light!«). Das ewige Hantieren mit vielen kleinen Gepäckstücken macht einen ja an sich schon nervös.

Beim vorabendlichen Check-in können wir uns – als weiterer Vorteil – den Sitzplatz meist noch frei aussuchen. Am besten wählen wir einen Platz in der Mitte des Flugzeugs, also in der Nähe der Tragflächen. Da ist es am ruhigsten.

Leider bieten (noch) nicht alle Fluglinien diesen Vorab-Check-in-Service an. Aber es werden immer mehr!

- Wir suchen uns eine möglichst kleine Schlange (warten kann nervös machen) und konzentrieren uns auf das Geschehen im Flughafen.
- Wir beobachten andere Reisende, suchen eine Unterhaltung, lenken uns ein wenig ab. Wir kommen auch nicht schneller an die Reihe, wenn wir das Eincheck-Geschehen mit unserem Blick fixieren.
- Nach Erhalt unserer Bordkarte verstauen wir alles in Ruhe an einem gut zugänglichen Platz in unserer Tasche. (Es kann nämlich ganz schön nervös machen, wenn man ständig entweder seine Bordkarte oder seinen Pass suchen muss.)

Passkontrolle

- Wir holen unseren Pass in aller Ruhe aus der Tasche und gehen dann erst zum Schalter.
- Wir verstauen den Pass und die Bordkarte auch in aller Ruhe wieder.
- Dann bummeln wir ein wenig durch den Flughafen – denn wir haben ja genug Zeit eingeplant.

Sicherheitskontrolle

Sie mag lästig sein, ist aber unvermeidlich. Sie dient letztendlich unserer eigenen Sicherheit. Wir sollten also versuchen, sie positiv zu bewerten.

- Wir denken daran, dass wir keine Getränke oder andere Flüssigkeiten durch die Sicherheitskontrolle mitnehmen dürfen.
- Wenn wir unsicher sind, machen wir uns im Vorfeld mit den gültigen Sicherheitsvorschriften vertraut.

Es gilt im Grunde das Gleiche wie beim Check-in.

- Wir suchen uns eine kurze Warteschlange. Und führen alle notwendigen Handgriffe ruhig aus. Falls es jemand hinter uns besonders eilig hat, dann geben wir der Person den Vortritt, ehe sie uns ganz nervös macht.
- Wir legen ganz in Ruhe alle Gegenstände wie Gürtel, Uhren, Laptop, Handy, Smartphone, Mäntel oder Jacken in die dafür vorgesehenen Kisten, legen auch unsere Tasche in den Scanner, nachdem wir darauf geachtet haben, dass sie auch gut verschlossen ist.
- Wir verwickeln die Sicherheitsbeamten, die uns kontrollieren, vielleicht in ein kleines Gespräch und scherzen ein bisschen.
- Danach nehmen wir ebenso ruhig alle unsere Sachen wieder an uns. Es ist wichtig, dass wir uns nicht drängen lassen. Es gibt immer ein paar Mitreisende, die es besonders eilig haben. Davon lassen wir uns nicht beirren. Im Zweifelsfall treten wir zur Seite und gewähren den Eiligen den Vortritt.
- Wir können nun, je nachdem wie viel Zeit wir noch haben, ein wenig im Duty-free-Bereich herumschlendern und uns vom bunten Treiben am Flughafen faszinieren lassen.

Am Gate

Beim Einchecken am Gate selbst gilt das Gleiche wie bei Check-in, Passkontrolle und Sicherheitskontrolle. Die Wartezeit am Gate können wir möglichst entspannt verbringen:

- Wir können lesen, Musik hören, die eigenen aufgenommenen Sprachmemos aus diesem Buch anhören – tun wir also etwas, das uns beruhigt.

Boarding

Es ist grundsätzlich durchaus sinnvoll, erst ganz zum Schluss an Bord zu gehen – allerdings nur, wenn es uns nicht stresst. Wir können auch schon vor dem Boarding das Bodenpersonal am Gate über unsere Flugangst informieren und darum bitten, am Schluss boarden zu dürfen, wenn man vor dem Start nicht so lange im Flieger warten möchte.

Wenn Sie mit dem Bus zum Flugzeug gebracht werden, warten Sie im Zweifelsfall den zweiten Bus ab. Der ist meist nicht mehr so voll, und man muss dann auch im Flugzeug nicht mehr ganz so lange warten.

Teilen Sie dem Bordpersonal beim Einsteigen ins Flugzeug mit, dass Sie an Flugangst leiden. Dann machen Sie es sich am Sitzplatz gemütlich, nachdem das Gepäck sicher verstaut wurde.

Boarding completed – all doors in flight

Nachdem nun alle Fluggäste an Bord des Flugzeugs sind, das Handgepäck verstaut ist und alle ihre Plätze eingenommen haben, werden die Türen verriegelt und die Notrutschen aktiviert. Das Anschnallzeichen leuchtet auf, und wir werden gebeten, elektronische Geräte und Mobiltelefone auszuschalten.

Prüfen Sie nun, wie es Ihnen geht, machen Sie sich bewusst, dass nun etwas Neues beginnt. Der Flug. Wir lenken unsere Aufmerksamkeit auf Dinge, die uns guttun.

Wir nehmen nun interessiert wahr, was alles geschieht:

Flugzeuge haben keinen Rückwärtsgang. Sie können also nicht selbstständig vom Gate abdocken. Das erledigen Schlepper. Dabei sind leichte Erschütterungen zu spüren. Kurz danach oder gleichzeitig werden die Triebwerke vom Piloten gestartet. Dabei können Klimaanlage und Lichter im Flugzeug kurz ausgehen oder flackern. Das ist normal. Die Klimaanlage wird mit Druckluft aus einer Hilfsturbine am Heck des Fliegers angetrieben. Diese Energie wird nun kurzfristig auch zum Start der Triebwerke benutzt.

Start

Nun rollt die Maschine aus eigener Kraft zur Startbahn. Das kann manchmal ein wenig dauern, moderne Flughäfen sind groß. Auf der Fahrt hören wir die Geräusche der Triebwerke mal lauter, mal leiser – je nachdem, ob der Pilot Gas gibt (lauter) oder bremst (leiser). Vom Flugpersonal erhalten wir in der Zwischenzeit die üblichen Sicherheitshinweise (die grundsätzlich auf allen Flügen vorgeführt werden).

Alle wichtigen Steuerelemente an Tragflächen und Leitwerk werden von den Piloten noch einmal getestet. An einem summenden Geräusch, das meist nur in der Mitte des Flugzeugs zu hören ist, erkennen wir, dass an den Tragflächen die Start- und Landeklappen ausgefahren werden. Sie erhöhen den Auftrieb und verkürzen den Startvorgang.

Sofern das Flugzeug gleich eine Starterlaubnis bekommt, beginnt der Startvorgang, sobald wir die zugewiesene Startbahn erreicht haben. Hier entstehen manchmal jedoch Wartezeiten – wenn andere Flugzeuge vor uns an der Reihe sind.

Zum Start schiebt der Pilot die Schubhebel nach vor, die Triebwerke heulen auf und das Flugzeug beschleunigt mit voller Kraft, wobei es leicht zu vibrieren beginnt. Wir werden durch die Beschleunigung in unseren Sitz gedrückt. Draußen fliegt die Flughafen-Landschaft vorbei. Wenig später hebt das Flugzeug ab und ist in der Luft.

Das Fahrwerk wird ein wenig später eingezogen. Während des Startvorgangs quietscht und klirrt es gehörig im Inneren der Kabine. Das ist normal. Die Innenverkleidung reibt aneinander, in der Flugzeugküche (Galley) klirren Flaschen, und durch die unebene Bahn holpert es.

Aufstieg auf die Reiseflughöhe

Der Aufstieg erfolgt meist in mehreren Etappen. Erst hebt die Nase sich: Es geht hinauf. Dann senkt die Nase sich: Es geht kurz geradeaus. Dieser Vorgang ist mit wechselnden Geräuschen verbunden, je nach Schubkraftstärke. Ist die Reiseflughöhe erreicht, senkt sich die Nase ein letztes Mal, die Leistung der Triebwerke wird reduziert, es wird leiser an Bord. Landeklappen und Fahrwerk werden eingefahren. Mithilfe von Navigationssystemen folgt das Flugzeug nun den vorgeschriebenen Routen und Luftstraßen. In welcher Flughöhe das Flugzeug fliegt, hängt vom Flugziel und Startgewicht ab. Es gilt aber: je höher, desto geringer der Luftwiderstand, desto geringer der Treibstoffverbrauch – 10 000 Meter sind eine optimale Reiseflughöhe.

Bordservice

Erwartet der Kapitän einen ruhigen Flug, schaltet er nun die Anschnallzeichen aus, und das Flugpersonal beginnt mit dem Bordservice. Nun wird meist eine Erfrischung in Form von Getränken und einem kleinen Imbiss serviert. Auch jetzt lassen wir die Finger von Alkohol und Kaffee. Über den Wolken schmeckt übrigens interessanterweise Tomatensaft mit Salz und Pfeffer immer wieder besonders gut. Wir sollten versuchen, das Angebot des Bordservices in Anspruch zu nehmen und etwas zu finden, was uns schmeckt und guttut. Im Anschluss daran beginnt auf vielen Flügen der Bordverkauf. Vielleicht gibt es ja etwas, das wir kaufen möchten. Ansonsten könnten wir jetzt mal die Gelegenheit nutzen und aus dem Fenster sehen, sofern wir uns für einen Fensterplatz entschieden haben. Oft bietet sich ein herrlicher Anblick, wundersame Wolkengebilde ziehen friedlich schwebend vorüber. Manchmal gibt es auch schneebedeckte Bergspitzen zu sehen, glitzernde Wasserflächen, Flussverläufe oder andere wunderschöne Landschaftseindrücke. Oder wir hören unsere Lieblingsmusik, die Sprachmemos, lesen oder unterhalten uns mit den Mitreisenden. Wir versuchen, den Flug zu genießen. Endlich auch einmal Zeit nur für uns!

Sollte es während des Flugs zu Turbulenzen kommen, besteht keinerlei Grund zur Aufregung. Wir bleiben ruhig und konzentrieren uns darauf, dass Fliegen die sicherste Reisemöglichkeit weltweit ist und dass Flugzeuge von äußerst gründlich ausgebildeten Piloten geflogen werden.

Turbulenzen und Gewitter

Turbulenzen sind Wirbel, die an den Grenzen von unterschiedlichen Luftmassen entstehen. Die meisten Passagiere empfinden schon solche Turbulenzen als unangenehm, die für Piloten zum ganz normalen Flugalltag dazugehören. Das Flugzeug ist in der Lage, weit schwereren Turbulenzen standzuhalten, als sie in der Regel bei einem Flug zu erwarten sind.

Die Flugzeugtechnik ist ausgefeilt, und viele kluge Menschen haben sich sehr genau den Kopf darüber zerbrochen, wie sie das Fliegen so sicher wie möglich gestalten können. Selbst auf die Gefahr hin, dass wir uns wiederholen: Es muss ab und zu mal gesagt werden, dass das Flugzeug das sicherste Verkehrsmittel der Welt ist!

So erlaubt die Elastizität der Tragflächen einer Boeing 747 »Jumbo Jet« ein Verbiegen nach oben um ganze acht Meter und nach unten um vier Meter, also insgesamt 12 (!) Meter. Turbulenzen, die eine solche Materialbeanspruchung zur Folge haben, existieren gar nicht.

An Bord jedes Flugzeugs befindet sich ein Wetterradargerät, das den Piloten vor möglichen Gewittern warnt und es ermöglicht, die Problemzone zu umfliegen. Das geschieht nur zur Sicherheit und zu unserer Annehmlichkeit, um uns »wilde« Flüge zu ersparen. Denn selbst ein direkter Blitzeinschlag würde dem Flugzeug nichts ausmachen. Es ist, wie das Auto auch, ein Faradayscher Käfig. Einzig die elektronischen Geräte könnten darunter leiden. (Aber auch die sind, wie wir bereits erfahren haben, dem Prinzip der Redundanz entsprechend mehrfach abgesichert.)

Warteschleifen (Holdings)

In Zeiten hohen Verkehrsaufkommens kann es beim Landeanflug auf manche Flughäfen zu Anflugstaus kommen. Dann fliegen Flugzeuge in Warteschleifen, sogenannten Holdings. In einer großräumigen Schleife geht es dann spiralförmig abwärts. Wenn wir aus dem Fenster blicken, können wir andere Flugzeuge sehen, die wie wir ebenfalls in der Spirale fliegen. Keine Angst, auch hier sind die Abstände großzügig bemessen.

Landeanflug

Schon weit vor dem Erreichen des Zielflughafens beginnt der Pilot mit dem Sinkflug. Dazu werden die Gashebel in die Leerlaufstellung gebracht. Sofort wird es in der Kabine merklich leiser, die Nase des Flugzeugs senkt sich. Der Sinkflug erfolgt meist ebenso wie der Steigflug in Etappen. Gleichzeitig ertönt das Signal zum Anschnallen, die Durchsage zum Senkrechtstellen der Rückenlehnen und Hochklappen der Tische.

Touchdown

Im Laufe des Landeanflugs fahren in einer bestimmten Höhe die Landeklappen aus. Sie erhöhen den Luftwiderstand, mindern den Auftrieb und erhöhen die Bremswirkung. Nun wird auch das Fahrwerk ausgefahren. Kurz danach setzt das Flugzeug auf, wir werden in unserem Sitz nach vorne gedrückt. Jetzt können wir wieder das Rumpeln der Räder und manch anderes Geräusch hören. Die Triebwerke heulen auf, mit der Schubumkehr und den Radbremsen wird nun die enorme Geschwindigkeit des

Flugzeugs abgebremst. An den Tragflächen fahren zusätzliche Störklappen und Spoiler aus, die helfen, den Bremsvorgang zu verkürzen. Geschafft.

Wer nun glaubt, eine weiche Landung sei eine gute, der irrt sich. Vom flugtechnischen Standpunkt gesehen, ist es genau umgekehrt. Die Landung mit dem deutlichen harten Aufsetzer ist die beste, da sofort Bodenkontakt da ist und der Bremsvorgang damit sofort einsetzt. Wenn also jemand neben uns eine weiche Landung lobt und eine ruppige bekrittelt, dann wissen wir es besser!

Durchstarten

In seltenen Fällen braucht ein Flugzeug beim Landevorgang vor uns zu lange zum Verlassen der Landebahn und der Mindestabstand stimmt nicht mehr. Passiert das, dann wird unser Pilot den Landevorgang abbrechen und durchstarten. Das ist ein ganz normaler Vorgang und es besteht keinerlei Grund zur Sorge. Ganz im Gegenteil: Das Durchstarten dient unserer Sicherheit. Die sichere Landung unserer Maschine wird dadurch letztlich nur um ein paar unwesentliche Minuten verzögert.

Direkt nach dem Flug

- Genießen Sie die Freude des geschafften Flugs!
- Loben Sie sich ausgiebig!
- Gönnen Sie sich etwas Schönes!

Am Tag danach

- Rekapitulieren Sie den Flug vor Ihrem inneren Auge.
- Schreiben Sie ein Protokoll, damit Sie beim nächsten Flug merken, wo Sie sich verbessert haben (Angsttagebuch – Flugtagebuch).

- Wo ging es Ihnen gut, wo nicht so gut? Betrachten Sie die Ereignisse, bei denen es nicht so gut ging, genauer und versuchen Sie, diese Situationen nach der eigenen Trainingsmethode noch zu verbessern.
- Sie sollten unbedingt den erreichten Erfolg anerkennen.
- Versuchen Sie auch, genau herauszufinden, warum das Gute geklappt hat. Was genau hat Ihnen gutgetan?
- Adaptieren Sie das Ziel eventuell auf die neue Situation.

Grundsätzliches

- Versuchen Sie, Ihre Gefühle zu leben, statt sie zu unterdrücken.
- Hören sie auf Ihre innere Stimme.
- Leben Sie für sich und nicht gegen sich – leben Sie gut.
- Tun Sie sich und Ihren Lieben Gutes.
- Stellen Sie sich Ihren negativen Gedanken, wenn sie auftauchen, und entkräften Sie diese mit positiven Gedanken.
- Schaffen Sie sich »Sorgeninseln«. (Da kümmern Sie sich in einem klar begrenzten Zeitrahmen, z. B. 10 Minuten lang, bewusst um Ihre Ängste. Damit vermeiden Sie, dass sie allgegenwärtig kommen.)
- Steigern Sie Ihr Selbstvertrauen.
- Suchen Sie die für Sie beruflich und emotional optimale Belastung (Flow).
- Üben Sie die Interventionen.
- Lernen Sie, richtig zu atmen.

1.2 Wissenswertes aus der Flugtechnik

Werfen wir einmal gemeinsam einen Blick auf alle an Bord eines Flugzeugs stattfindenden Phänomene und ihre Bedeutung. Nichts, was da rumpelt, quietscht, flattert, atmet, klingelt, leuchtet, bleibt rätselhaft. Wir werden alle Felder, die besonders angstbesetzt sind, wie z. B. Start, Landung, Turbulenzen, Geräusche im technischen Bereich so weit klären, dass sie das Beängstigende verlieren.

Viele Angsterlebnisse, besonders bei der Flugangst, beruhen letztlich auf einer Fehleinschätzung der Situation aufgrund von Unsicherheit und unvollständigen Informationen. Ein fundiertes Grundlagenwissen über flugtechnische Details ist deshalb eine wichtige unterstützende Maßnahme bei der Bewältigung von Flugangst.

Wir können alle Vorgänge in allen Phasen des Flugs richtig einschätzen. Wir wissen, was an Bord vorgeht, und fühlen uns der Situation nicht ausgeliefert. Unser Bewertungssystem wird keine Gefahrenimpulse aussenden.

Wir können den Flug also gelassen genießen, weil wir uns während des Flugs in Sicherheit wissen.

Tauchen wir ein in die interessante, erstaunliche und beruhigende Welt der technischen Details über Flugzeuge und das Fliegen!

Wie sicher ist die Fliegerei?

Zeitungen, Fernsehen und Radio vermelden nahezu jeden Flugzeugabsturz, in welchem Winkel der Welt er auch immer geschieht. Das ergibt natürlich ein schiefes Bild. Würde jeder tödliche Autounfall gemeldet, reichte der Platz in den Zeitungen gar nicht aus. Autos, Busse, Züge und Motorräder, denen sich jedermann ohne Bedenken anvertraut, sind um ein Vielfaches unsicherer als Flugzeuge. Weltweit sterben jährlich 100 000 Menschen bei Autounfällen, in der Luftfahrt waren es im Durchschnitt der vergangenen 15 Jahre etwa 700 Menschen. Obwohl immer mehr Flugzeuge unterwegs sind, ist die Zahl der tödlichen Unfälle, die von der Internationalen Organisation für Zivilluftfahrt (ICAO) registriert wurde, nahezu konstant: 20 pro Jahr. Im Jahre 2000 ereignete sich alle zwei Millionen Flugstunden ein tödlicher Unfall. Statistisch gesehen müsste ein Passagier eine Strecke von vier Milliarden Kilometern fliegen, bevor er bei einem Flugzeugabsturz getötet wird. Das entspricht 100 000 Flügen rund um die Welt oder 14 Flügen zur Sonne und zurück.

Das Gefährlichste ist und bleibt der Weg zum Flughafen!

Wie oft wird ein Flugzeug gewartet?

Strenge nationale und internationale Vorschriften schreiben tägliche, wöchentliche, monatliche und langfristige technische Kontrollen vor, bevor ein Flugzeug fliegen darf. Vor jedem Flug werden Flugzeug und Technik routinemäßig einem Check unterzogen. Dabei werden sämtliche elektronischen und mechanischen Systeme überprüft. Im Cockpit selber sorgen Pilot und Kopilot vor jedem Flug für eine Überprüfung der an Bord befindlichen Geräte.

Zusätzlich dazu wird im Abstand von zwei Jahren der sogenannte D-Check durchgeführt. Das ist die komplette Überholung eines Flugzeugs und all seiner Systeme. Dabei wird mehr oder weniger das gesamte Flugzeug auseinandergenommen und wieder zusammengesetzt. Danach ist es oft neuer als zuvor, weil dabei wichtige Teile ausgetauscht und so auf den neuesten Stand der Technik gebracht werden. Ein D-Check dauert übrigens Wochen bis Monate.

Wie viele Flüge macht ein Flugzeug pro Tag?

Das hängt vom Flugzeugtyp ab. Bei Kurzstreckenflügen können es manchmal bis zu acht oder neun Flüge sein. Bei Langstreckenflügen z. B. nach Amerika oder Australien wird oft nur ein Flug absolviert. Für jeden neuen Flug muss die Maschine neu aufgetankt, die Kabine gesäubert und frische Verpflegung an Bord genommen werden. Das gesamte Personal an Bord der Maschine wird vor jedem Flug genauen Sicherheitskontrollen unterzogen.

Sind alle Piloten gute Piloten?

Flugkapitän wird man erst nach vielen Jahren harten Trainings und intensiver Schulung. Tausende von geflogenen Flugstunden sind nötig, um eine Lizenz zu erwerben, welche dann immer nur für ein paar Monate gültig ist. Strenge gesetzliche Auflagen regeln die Voraussetzungen der Verlängerung. Zum Beispiel muss jeder Pilot alle sechs Monate zwei Trainingseinheiten im Flugsimulator sowie eine mehrtägige Schulung absolvieren. So wird sichergestellt, dass alle Piloten auf dem neuesten Stand der fliegerischen Kompetenz sind.

Wie oft werden Piloten überprüft?

Ein Pilot hat in fast 40 Berufsjahren Hunderte von Checks zu bestehen – von der Ausbildung als Flugschüler im Klassenraum, den medizinischen Untersuchungen bis hin zu vielen Tests im Simulator, in dem die Kenntnisse und Fähigkeiten »auf Herz und Nieren« geprüft werden.

Jeder im Cockpit muss einmal im Jahr nachweisen, dass er alles bis ins Letzte beherrscht und dass jeder Handgriff sitzt. Diese sogenannten Checks finden im Simulator statt. Hier werden auch Notfälle wie Triebwerksausfall oder Feuer an Bord unter realistischen Bedingungen durchgespielt. Die Besatzung muss nicht nur beweisen, dass sie fliegen kann, sondern auch, dass sie sich im Notfall richtig verhalten würde. Das bedeutet u. a., dass sie sich in Sachen Passagiersicherheit ständig auf dem Laufenden hält. Ein zusätzlicher sogenannter Line-Check findet jährlich auf zwei normalen Flügen statt, bei denen ein Prüfer kontrolliert, wie die Besatzung ihre Arbeit verrichtet und ob alles nach sicheren Verfahren und Entscheidungen abläuft. Die berufliche Existenz von Piloten hängt davon ab, dass sie auch bei extremem Stress jeden dieser Tests bestehen, ohne die Möglichkeit von Ausreden und Entschuldigungen. Grundsätzlich ist außerdem alle sechs Monate eine gründliche Untersuchung beim Fliegerarzt fällig. Strenge Vorschriften gelten auch in Bezug auf Einsatz- und Ruhezeiten der Piloten. Das gibt es in keinem anderen Beruf. Pilot zu sein bedeutet: lebenslang Prüfungen bestehen müssen.

Wann wird ein Pilot pensioniert?

Das gesetzlich festgelegte Höchstalter liegt bei 60 Jahren – allerdings unter der Voraussetzung, dass man bis dahin gesund bleibt. Denn jeder Pilot muss sich alle sechs Monate von einem Fliegerarzt untersuchen lassen, um seine Lizenz verlängert zu bekommen. Eine schwerwiegende gesundheitliche Beeinträchtigung bedeutet den Verlust des Arbeitsplatzes.

Wie finden sich Piloten bei all den Knöpfen im Cockpit zurecht?

Das Zauberwort heißt Training, Training und nochmals Training. Die notwendigen Abläufe und Handgriffe werden immer wieder im Flugsimulator und im Linieneinsatz geübt, bis sie wie im Schlaf sitzen. Des Weiteren gibt es Checklisten für alle Kontrollvorgänge, die Punkt für Punkt durchgegangen werden müssen. Ein Pilot ist immer nur für einen Flugzeugtyp ausgebildet und zugelassen.

Wie viele Piloten sind an Bord?

Fliegen ist Teamarbeit. Im Cockpit arbeiten grundsätzlich immer mindestens zwei Piloten. Einer davon ist der Kapitän. Je nach Flugzeugtyp und geflogenen Stunden sind weitere Piloten, Navigatoren und Flugingenieure an Bord.

Nicht jeder Pilot darf jedes Flugzeug fliegen. Für jeden Flugzeugtyp gibt es ganz bestimmte langwierige Schulungen. Nur wer die richtige Schulung und genügend Flugstunden für das entsprechende Flugzeug hat, darf es auch fliegen.

Wer macht was im Cockpit?

Im Gegensatz zu früher ist die Fliegerei heute Teamarbeit. Natürlich bleibt der Kapitän der erste Mann an Bord. Er trägt die Verantwortung für das, was geschieht. In Notsituationen hört alles auf sein Kommando. Er ist jedoch kein Alleinherrscher, denn auch ein Jumbo-Kapitän ist – wie jeder Mensch – nicht unfehlbar. Deshalb wird er in seiner Arbeit von den anderen Mitgliedern der Besatzung – Senior First Officer und First Officer bzw. Erster Offizier – unterstützt und in seinen Entscheidungen von den Kollegen beraten. Es muss abgesprochen werden, wer fliegt und wer mit den Fluglotsen spricht. Einmal fliegt der Erste Offizier (First Officer bzw. F/O) unter der Assistenz des Kapitäns, das nächste Mal umgekehrt. Der Erste Offizier ist also keineswegs Lehrling im Cockpit, sondern ein für seine Arbeit umfassend und vollwertig ausgebildetes Besatzungsmitglied.

Warum darf ich als Passagier nicht ins Cockpit?

Seit »9/11« ist es Passagieren nicht mehr gestattet, das Cockpit zu besichtigen. Die Tür ist gepanzert und bleibt aus Sicherheitsgründen während des gesamten Flugs geschlossen.

Können sich die Türen während des Flugs öffnen?

Nein, das können sie nicht. Denn in der Kabine herrscht ein höherer Luftdruck als draußen, das bedeutet, dass man die Türen, die zum Öffnen zuerst ein Stückchen nach innen geschwenkt werden, auf gar keinen Fall gegen diesen Druckunterschied bewegen kann, selbst bei größter Anstrengung nicht. Zur Aufrecht-

erhaltung des normalen Sauerstoffgehalts und normaler Tempe-
raturbedingungen in der Passagierkabine wird der Luftdruck
entsprechend angepasst. Übrigens: In einer durchschnittlichen
Flughöhe von 12 000 Metern liegen die Temperaturen bei unge-
mütlichen minus 50 bis minus 60 Grad Celsius.

Fliegt das Flugzeug automatisch?

Das hängt von der Flugphase ab. Der Start sowie ein Teil des
Steigflugs werden immer von Hand geflogen. Dafür gibt es keine
Automatik. Im Reiseflug hingegen setzt die Besatzung den Autopiloten ein, der große Teile der manuellen Arbeit abnehmen
kann. Er sorgt nicht nur dafür, dass die Maschine einen einmal
eingegebenen Kurs und eine vorgegebene Höhe beibehält, er
fliegt auch selbstständig die von der Crew vorher eingegebene
Flugstrecke ab. Für die hoch qualifizierte Cockpit-Crew ist das
natürlich eine große Hilfe, denn ohne ihn wäre in modernen
Verkehrsflugzeugen die Arbeitsbelastung viel höher.

Wie funktioniert Blindflug?

In Wolken oder bei schlechter Sicht muss man sich als Pilot ausschließlich auf seine Instrumente verlassen. Das wichtigste Instrument ist hierbei der sogenannte künstliche Horizont, der zuverlässig die augenblickliche Fluglage anzeigt.

Landet das Flugzeug automatisch?

Moderne Verkehrsflugzeuge mit der entsprechenden Ausrüstung sind tatsächlich in der Lage, dem Leitstrahl des Instrumen-
ten-Landesystems zu folgen und automatisch zu landen. Es ist
hingegen immer noch die Aufgabe der Crew, unter Berücksichti-
gung der Verkehrsverhältnisse und der Wetterbedingungen den
Autopiloten zu programmieren sowie das Fahrwerk auszufahren

und die Landeklappen zu bedienen. Auch heutzutage sind noch längst nicht alle Flugzeuge und Flughäfen für eine vollautomatische Landung ausgerüstet. Aber auch bei einer vollautomatischen Landung kontrollieren die Piloten die Elektronik und sind ständig bereit einzugreifen. Je nach Ausrüstung des Flugzeugs und des Flughafens gibt es festgelegte Entscheidungshöhen. Ist die Landebahn in dieser Höhe nicht in Sicht oder sind die für eine automatische Landung nötigen Kriterien nicht gegeben, dann muss die Maschine durchstarten und eventuell einen Ausweichflughafen ansteuern. In mehr als 95 % aller Fälle wird die Landung aber von Hand gesteuert, daher müssen die Piloten auch das manuelle Landen ständig trainieren.

Was ist eine gute Landung?

Ein weiches Aufsetzen, meinen viele! Für Piloten gibt es andere, wichtigere Kriterien: die Bahnlänge, deren Beschaffenheit, die Wetterbedingungen, den Bodenwind. So ist für Piloten eine als härter empfundene Landung oftmals die bessere!

Warum »knackt« es in den Ohren, wenn wir landen?

Je höher man fliegt, desto niedriger ist der Luftdruck. In 5 000 Meter Höhe ist er nur noch halb so groß wie in Meereshöhe, in 10 000 Metern nur noch ein Viertel. Verkehrsflugzeuge haben einen Kabinendruck, der etwa 2 500 Meter Höhe entspricht.

Im Landeanflug steigt er natürlich wieder auf den Wert der Außenluft. Ursache des Knackens ist der Druckausgleich des Mittelohrs. Man kann das unangenehme Knacken vermindern, indem man beim Landeanflug einen Kaugummi kaut oder einfach häufiger schluckt.

Kann man bei Nebel trotzdem landen?

Das kommt darauf an, wie dicht der Nebel ist. Flughäfen sind mit ILS-Sendern ausgestattet – dem sogenannten Instrument Landing System. Dies ermöglicht es den Piloten, das Flugzeug auch bei schlechten Sichtverhältnissen auf Landeskurssendern in Höhe und Richtung sehr genau zur Landebahn zu führen. Dabei müssen allerdings Mindestwerte für Sicht und Wolkenuntergrenze beachtet werden. Sind die Werte, die vom Flughafen aus gemessen werden, kleiner als erlaubt, muss das Flugzeug den Landeanflug abbrechen, durchstarten und auf einen anderen Flughafen mit besseren Wetterwerten ausweichen.

Kann der Treibstoff mal ausgehen?

Wie viel Treibstoff ein Flugzeug tankt – Treibstoff befindet sich neben den Rumpftankbehältern auch in den Tragflächen – wird für jeden Flug genau berechnet. Die Treibstoffmenge reicht nicht nur bis zum Zielflughafen, sondern es muss zusätzlich dazu noch eine gesetzlich vorgeschriebene Mindestmenge Treibstoff getankt werden, um gegebenenfalls zusätzliche Rollzeiten am Boden oder Warteschleifen in der Luft überbrücken zu können. Der zusätzliche Treibstoff muss immer auch für den Flug zu einem geeigneten Ausweichflughafen reichen. Kein Flugzeug darf ohne diese zusätzlichen Reserven starten. Oft wird aber sogar noch mehr als das gesetzliche vorgeschriebene Minimum getankt – einfach, um wirklich ganz sicher zu gehen.

Was ist schwieriger: Start oder Landung?

Beide Phasen des Flugs verlangen von der Besatzung höchste Konzentration. Die Beanspruchung bei der Landung ist jedoch noch höher als beim Start. Beim Start hat es die Besatzung auch deshalb leichter, weil sie in den meisten Fällen ausgeruht und frisch ist. Auf Langstreckenflügen hingegen sind Kapitän, Senior First Officer und Erster Offizier häufig schon zwölf Stunden und länger im Dienst, wenn sie die Maschine schließlich auf dem Zielflughafen landen. Start und Landung sind tausendfach geübte Routine, die nach standardisierten Verfahren abläuft. Aber zu keiner Zeit eines normalen Flugs ist die Arbeitsbelastung im Cockpit höher als jetzt. Checklisten müssen gelesen, Systeme geschaltet werden, von den Fluglotsen kommen Freigaben, Anweisungen und Informationen. All dies wird nach einer genau festgelegten Arbeitsteilung bewältigt. Trotz aller Erfahrung erfordern sowohl Start als auch Landung höchste Konzentration und genaues, fehlerfreies Arbeiten der Crew. Schließlich fliegt das Flugzeug nahe der Mindestgeschwindigkeit und in Bodennähe. Der Spielraum, Unregelmäßigkeiten auszugleichen, ist also sehr gering. Fällt zum Beispiel beim Start ein Triebwerk aus, was sehr selten vorkommt, dann muss die Crew in kürzester Zeit reagieren. Sie muss das Flugzeug entweder auf der verbleibenden Startbahn sicher zum Stehen bringen oder mit den übrigen Triebwerken abheben, auf eine sichere Höhe bringen und dann wieder landen. Das erfordert richtige Entscheidungen in Sekundenbruchteilen.

Wie ist der Luftverkehr geregelt?

Der Luftverkehr ist streng und strikt geregelt. Eine bestimmte Flughöhe darf nur in einer Richtung und einem entsprechenden Sicherheitsabstand beflogen werden. Der Gegenverkehr findet in einer Flughöhe statt, die mindestens 600 Meter höher oder tiefer liegt.

Das sogenannte Traffic Collision Avoidance System zeigt den Piloten zusätzlich an, wo sich andere Flugzeuge in der Luft befinden. Im Ernstfall warnt dieses System die Piloten durch bildliche Darstellung und Ansagen.

Woher wissen Piloten, wo andere Flugzeuge sind?

Im Gegensatz zu Militärmaschinen haben Verkehrsflugzeuge kein Radargerät an Bord, auf dem man sehen kann, welche Flugzeuge in der Nähe sind. Der Radarschirm im Cockpit ist so konstruiert, dass er das Wettergeschehen im Voraus anzeigt – Gewitterwolken zum Beispiel oder Gebiete mit starkem Niederschlag. Er warnt die Crew so vor Wetterphänomenen, die man besser umfliegt. Die einzige Möglichkeit, sich ein Bild von der Verkehrslage zu machen, sind die Positionsmeldungen der anderen Flugzeuge über Funk. Die einzigen, die auf Radarschirmen sehen, wer wo, wie schnell, in welcher Höhe und mit welchem Kurs fliegt, sind die Fluglotsen am Boden. Mit ihnen arbeiten die Besatzungen kontinuierlich eng zusammen. Die Flugzeuge sind aber zusätzlich mit einem Gerät ausgerüstet, das die Piloten warnt, wenn sich zwei Flugzeuge zu nahe kommen. Es arbeitet nicht wie ein Radar, sondern es ist ein Computer, der von allen Flugzeugen im Umkreis laufend Daten wie Position, Höhe, Kurs und Geschwindigkeit empfängt und daraus mögliche Konfliktsituationen errechnet.

Woher wissen Piloten, wo sich das eigene Flugzeug befindet?

Früher gab es an Bord noch einen Navigator, der auf Langstreckenflügen aus Kurs, Geschwindigkeit und Wind den Standort errechnete oder wie auf einem Schiff mit dem Sextanten nach den Sternen die Position bestimmte. Das ist natürlich längst Vergangenheit. Prinzipiell gibt es drei Verfahren, um auch über den Wolken festzustellen, wo man sich gerade befindet. Das eine arbeitet mit speziellen Sendeanlagen am Boden, sogenannten Funkfeuern (Very High Frequency Omnidirectional Radio Range, VOR), die den Verlauf der Luftstraßen markieren. Im Cockpit wird nicht nur die Richtung angezeigt, in der sich diese sogenannte VOR befindet, sondern auch die genaue Entfernung. Diese Präzisionsfunkfeuer, die im UKW-Bereich arbeiten, gibt es allerdings nicht weltweit; ihre Reichweite ist sehr begrenzt. Flugzeuge verfügen daher zusätzlich über ein Trägheitsnavigationssystem, das auf Laserkreiseln basiert. Bewegt sich das Flugzeug, so wirken auf diese Kreisel Ablenkungskräfte, die man messen kann. Ausgehend von den geografischen Koordinaten des Startorts kann ein Computer daraus laufend die aktuelle Position errechnen. Natürlich sind die heutigen Verkehrsmaschinen auch mit einem Satellitennavigationssystem, dem Global Positioning System (GPS), ausgerüstet, das die Navigation und Positionsbestimmung mit einer Genauigkeit von wenigen Metern ermöglicht.

Warum fliegen Flugzeuge nicht in gerader Linie zum Zielflughafen?

Das liegt u. a. an den beschriebenen Funkfeuern. Sie werden nicht nur für eine Luftstraße installiert, sondern sind auch Kreuzungspunkt mehrerer Routen. Der Weg von einer VOR zur nächsten ist also immer mit kleinen Kurskorrekturen verbunden. Des Weiteren spielen die Windverhältnisse in der Reiseflughöhe eine wichtige Rolle. Weht ein Starkwind, ein »Jet-Stream«, mit bis zu 300 km/h dem Flugzeug entgegen, so versuchen die Piloten, dem Windfeld auszuweichen, um Flugzeit und Kraftstoff zu sparen. Kommt der Wind dagegen von hinten, dann wird er gezielt als Schiebewind ausgenutzt. Deshalb ist mitunter eine Flugroute, die auf der Landkarte als Umweg erscheint, trotzdem meistens die Strecke mit der kürzesten Flugzeit.

Wie schnell fliegen Flugzeuge?

Düsenflugzeuge haben eine Reisegeschwindigkeit zwischen 700 und 900 km/h. Beim Landeanflug beträgt die Geschwindig-

keit zwischen 200 und 300 km/h. Flugzeuge, die von Propeller-
turbinen angetrieben werden, haben eine Höchstgeschwin-
digkeit zwischen 400 und 550 km/h und landen mit 130 bis
220 km/h.

Wie viel Treibstoff verbraucht ein Flugzeug?

Das hängt natürlich ganz davon ab, wie groß es ist. Eine Boeing
747 (Jumbojet) in der Passagierversion zum Beispiel verbraucht
mit ihren vier Triebwerken bei einer Reisegeschwindigkeit von
900 km/h rund 13 000 Liter Kerosin pro Stunde. Auf der Strecke
von Frankfurt in die Karibik (7 500 km) sind das etwa 88 Tonnen oder 109 000 Liter. Das klingt natürlich nach einem sehr hohen Verbrauch. In Wirklichkeit ist das Flugzeug jedoch ein sehr
wirtschaftliches Verkehrsmittel. Rechnet man den Treibstoffverbrauch auf die Strecke um, dann sind das rund 1 500 Liter auf
100 Kilometer. Geteilt durch 380 Passagiere ergibt sich ein Pro-
Kopf-Verbrauch von 3,95 Litern, weniger als bei einem sparsa-
men Kleinwagen. Die ca. 20 Tonnen Fracht – die Ladung eines
ganzen LKW – bleibt dabei noch außer Betracht.

Was ist, wenn ein wichtiges Gerät ausfällt?

Die wichtigsten Systeme wie Elektrik, Hydraulik und Navigation sind in einem Flugzeug gleich mehrfach vorhanden. Man
bezeichnet dies als Redundanz. Bei einem Ausfall kann somit sofort ein anderes System die Funktion übernehmen.

Nur ein Beispiel: An jedem Triebwerk befindet sich ein Ge-
nerator, der in der Lage ist, den gesamten Stromverbrauch des
Flugzeugs allein bereitzustellen. Es kann also im Grunde vier-
mal mehr Strom erzeugt werden, als das gesamte Flugzeug
braucht.

Was passiert, wenn die Triebwerke ausfallen?

Redundanz ist eines der obersten Gebote im Flugzeugbau. Es bedeutet: Alle lebenswichtigen Systeme müssen mehrfach vorhanden sein. Deshalb gibt es keine einmotorigen Verkehrsflugzeuge. Auch wenn bei einem zweistrahligen Jet wie dem Airbus A 320 oder B 737 im Start ein Triebwerk ausfällt, reicht die Leistung des anderen aus, um den Steigflug fortzusetzen. Ein zweimotoriges Flugzeug, bei dem im Reiseflug ein Triebwerk stehen bleibt, muss auf dem nächsten erreichbaren Flughafen landen, denn jetzt ist keine Redundanz mehr vorhanden. Statistisch gesehen passiert ein Triebwerksausfall alle 8 000 bis 10 000 Flugstunden ein Mal. Auch wenn alle Triebwerke ausfielen, würde ein Flugzeug übrigens nicht wie ein Stein vom Himmel fallen. Ein Jet käme im Gleitflug aus 10 000 m Höhe noch gut 200 km weit.

Was passiert, wenn das Fahrwerk nicht ausfährt?

Für das Ausfahren des Fahrwerks sind Verkehrsflugzeuge mit verschiedenen Systemen ausgestattet. Das Hauptsystem funktioniert pneumatisch. Sollte es ausfallen, übernimmt eines der anderen Systeme – das hydraulische, das elektrische oder einfach die Schwerkraft – das sichere Ausfahren des Fahrwerks. Im Zuge der vorgeschriebenen Trainingseinheiten im Flugsimulator werden auch Situationen mit Fahrwerksproblemen regelmäßig trainiert.

Sind Gewitter gefährlich?

Auf dem Schirm des Wetterradars kann man sehen, wie kräftig ein Gewitter ist. Starken Gewittern, wie sie vor allem in den Tropen vorkommen, weicht man besser aus. Aber auch kleinere Gewitter werden gewöhnlich umflogen. Das Gefährlichste sind nicht etwa die Blitze. Die Zelle des Flugzeugs ist aus Metall und damit ein sogenannter Faradaykäfig, der die Passagiere genauso schützt wie es die Karosserie eines Autos tut. Gefährdet ist hingegen die sensible Elektronik an Bord. Der wichtigste Grund, einen großen Bogen um Gewitterwolken zu machen, sind allerdings die enormen Turbulenzen in ihrem Inneren und die damit verbundene Unannehmlichkeiten für die Passagiere, der Umweg ist also ein Zugeständnis an den Komfort des Passagiers.

Sind Turbulenzen gefährlich?

Turbulenzen sind unangenehm, aber nicht gefährlich. Sie sind im Grunde der Beweis dafür, dass Luft eine Masse besitzt und der Raum nicht leer ist. Sie entstehen da, wo Luftschichten unterschiedlicher Temperatur aufeinandertreffen und sich verwirbeln. Dass Piloten versuchen, Turbulenzen zu vermeiden, ist eher eine Frage des Komforts für die Passagiere als der Sicherheit. Es gelingt ohnedies nicht immer, da es auch unsichtbare Turbulenzen gibt.

Können die Tragflächen eines Flugzeugs abbrechen?

Theoretisch ja. Aber die Kräfte, die dafür auf das Flugzeug wirken müssten, sind so groß, dass sie in der Natur nicht vorkommen. Die Flügel jedes Flugzeugs sind bewusst elastisch gebaut. Damit fangen sie, ähnlich wie Stoßdämpfer beim Auto, unterschiedliche Belastungen ab. Je nach Bauart können sich die Tragflächen eines Flugzeugs problemlos um mehrere Meter nach unten und um mehrere Meter nach oben verbiegen. Bei schweren Turbulenzen ist die Belastung auf die Tragflächen wegen dieser Elastizität gar kein Problem.

Was ist schwerer, das Flugzeug oder die Ladung?

Das Schwerste ist das Flugzeug inklusive Treibstoff. Eine Boeing 737 beispielsweise wiegt leer etwa 26,8 Tonnen, kann 16 Tonnen Treibstoff tanken und höchstens 12 Tonnen Nutzlast befördern. Ein Airbus A 300 wiegt leer rund 85 Tonnen und kann 50 Tonnen Kerosin tanken. Seine maximale Nutzlast liegt je nach Typ zwischen 31 und 36 Tonnen. Ein Jumbojet (Boeing 747) hat ein maximales Startgewicht von 394,6 Tonnen, mehr als zehn große Lastwagen. Davon sind etwa 45 % Leergewicht (180 Tonnen) und bei vollen Tanks derselbe Anteil Treibstoff, sodass für die Nutzlast bei maximaler Reichweite ca. 42 Tonnen bleiben.

Wieso trägt Luft?

Wenn wir am Flughafen den Start eines Passagierflugzeugs beobachten, drängt sich bei vielen von uns die Frage auf, wie ein so riesiger »Vogel« überhaupt abheben, wie er überhaupt fliegen kann. Das liegt zum einen daran, dass die Luft kein Nichts ist, sondern dass sie trägt. Es ist alles eine Frage des richtigen Verhältnisses zwischen aufgewendeter Energie, Gewicht, Luftwiderstand und Aufwind.

Wenn Sie beim fahrenden Auto die Hand aus dem Fenster halten, werden sie merken, wie massiv Luft sich anfühlen kann. Halten Sie Ihre Hand dann einfach ganz gerade, die Finger zeigen in Fahrtrichtung. Nun heben Sie schrittweise die Finger an, so wie ein Flugzeug die Nase beim Steigflug hebt, irgendwann werden sie merken, wie die Luft Ihre Hand ganz massiv nach oben wegdrückt. Sie werden Schwierigkeiten haben, sie gerade zu halten. Der Aufwind wird stärker, je größer die Angriffsfläche ihrer Hand für den Luftwiderstand wird. Das, was Sie gerade an Ihrer Hand erfahren haben, ist vergleichbar mit dem, was beim Startvorgang mit einem Flugzeug passiert. Dieser kleine Selbstversuch zeigt überzeugend, dass ein Flugzeug von der Luft getragen wird – so wie ein Boot vom Wasser oder ein Auto vom Asphalt.

Sollte also einmal der äußerst unwahrscheinliche Fall eintreten, dass sämtliche Triebwerke unserer Maschine ausfallen, dann könnte sie noch ohne Weiteres 200 km wie ein Segelflugzeug von der Luft getragen fliegen. Wir würden also mit an Sicherheit grenzender Wahrscheinlichkeit einen sicheren Flughafen auch ohne jegliche Triebwerksleistung erreichen können.

1.3 Meine persönlichen Empfehlungen als Chefsteward

Bitte nehmen Sie sich einmal ein paar Stunden Zeit und fahren Sie zum nächstgelegenen größeren Flughafen. Stellen Sie sich so nahe wie möglich an die Start- und Landebahnen (viele Flughäfen bieten auch Rundfahrten und Besichtigungstouren an) und beobachten Sie in aller Ruhe, was es da zu sehen gibt:

Sie werden sich der Faszination kaum erwehren können, wenn Sie z. B. einen Jumbojet (Boeing 747) elegant und majestätisch abheben sehen. Für mich ist das immer wieder ein Ausdruck von Freiheit und Lebensfreude. Oder wenn Sie die Lichterkette am Abendhimmel wahrnehmen, wenn die Flieger der Reihe nach ganz leicht zur Landung hereinschweben – für mich ein Gefühl von entspannter Sicherheit.

Genießen Sie in aller Ruhe einmal die Atmosphäre im Flughafengebäude: die Restaurants und Geschäfte, die Menschen und Stimmen aus vielen Ländern – für mich ein Gefühl von Verbundenheit mit der Welt.

Besorgen Sie sich auch schöne Literatur, Berichte über Fernreisen und die Faszination des Fliegens.

In aller Regel erleiden Flugpassagiere einen Angstanfall nur dann, wenn sie alleine reisen. Nehmen Sie deshalb eine Person Ihres Vertrauens mit auf Ihre Flugreise.

Verschieben Sie anstrengende Termine, und kommen Sie rechtzeitig zu Ihrem Flug.

Lassen Sie sich bitte Zeit am Flughafen und freuen Sie sich über Ihren Mut.

Besetzen Sie auch die Zeit, die Sie im Flieger verbringen werden, positiv. Was möchten Sie während des Flugs machen? Immerhin sind Sie eine Weile völlig ungestört! Packen Sie sich das Buch ein, das Sie schon seit Längerem mal lesen wollten. Oder Ihren MP3-Player mit Ihrer Lieblingsmusik und den aufgenommen Sprachmemos und Entspannungstrancen Ihres Therapeuten.

Sehen Sie es positiv, dass Sie einmal die Kontrolle an die Piloten und die Flugbegleiter abgeben können: Sie brauchen sich um nichts zu kümmern, nur noch um Ihr Wohlbefinden. Heben Sie sich all Ihre negativen Gedanken und Gefühle für einen späteren Zeitpunkt auf, vielleicht nehmen Sie sich dafür überhaupt eine tägliche zehnminütige »Kummerzeit«, in der Sie sich all Ihren Ängsten und Sorgen widmen können.

Drücken Sie immer wieder einmal eine Minute auf den Akupressurpunkt »Hegu«: Drückt man Daumen und Zeigefinger zusammen, entsteht zwischen beiden ein Muskelhügel, auf dessen höchster Stelle der Punkt liegt. Man drückt gegen den Mittelhandknochen des Zeigefingers. Das gibt ein Gefühl von Kraft und Vitalität.

Lenken Sie sich ab, z. B. durch Spiele oder Gespräche mit anderen Passagieren oder indem Sie alles im Flieger einmal genau betrachten. Akzeptieren Sie Ihre Nervosität und teilen Sie Ihren Sitznachbarn und dem Kabinenpersonal mit, dass Sie aufgeregt sind. Seien Sie versichert, dass Sie volles Verständnis und Akzeptanz von den Flugbegleitern erhalten, denn diese sind einfühlsame und psychologisch geschulte Profis, die sich gerne um Sie und Ihre Bedürfnisse kümmern!

Trinken Sie keinen Alkohol (Henry David Thoreau: »Water is the only drink for a wise man«) und keinen Kaffee, denn beides steigert vielleicht Ihre Aufregung.

Erinnern Sie sich immer wieder daran, dass Sie schon andere schwierige Situationen in Ihrem Leben erfolgreich gemeistert haben.

Und dann … ja – genießen Sie den Flug!

2 Grundlegendes zur Angsttherapie

Angst darf man schon haben,
nur fürchten muss man sich nicht!

2.1 Angst ist ein Urinstinkt

Angst ist eine Grundbefindlichkeit des menschlichen Seins. Angsterlebnisse sind archaische Vorgänge, die jahrhundertealten Mustern folgen. Sie gewähren einen sicheren Überlebensschutz und gehören seit Millionen Jahren zum normalen Gefühlshaushalt des Menschen. Das individuelle Angstempfinden jedes Menschen aber unterscheidet sich im gefühlten Intensitätsgrad stark von dem anderer. Angst ist also gleichzeitig ein zutiefst allgemeines, zutiefst menschliches und zutiefst individuelles Gefühl. (Im Grunde ist es die Angst, die uns mit allen anderen Lebewesen auf der Welt und dem Weltganzen verbindet.) Jede Zeit bringt ihre speziellen Ängste hervor. Alle Menschen haben mehr oder weniger starke Ängste oder Befürchtungen. Sie ist aber nicht nur angeboren, sondern auch erlernt. Aber Sie können ganz unbesorgt sein: Alles Erlernte kann auch wieder verlernt und umgedeutet werden.

Im evolutionären Sinn hat Angst natürlich einen Sinn, nämlich den, uns vor Gefahren zu warnen und uns kampffähig zu machen. Wahrscheinlich waren es eher die Ängstlichen, die in längst vergangenen Zeiten die Gefahren der Natur überlebten und deren biologische Nachfahren wir heute sind. Heute gibt es neben den nach wie vor nützlichen Überlebensängsten auch andere Ängste, bei denen in der Regel das Verhältnis zwischen Ursache und Wirkung aus dem Gleichgewicht geraten ist und die uns unnötig zu schaffen machen. Wir können also zwischen nützlichen und entbehrlichen Ängsten unterscheiden – zwischen jenen, die Leben retten, und jenen, die uns das Leben schwer machen.

Angst ist immer eine direkte Reaktion auf ein Ereignis, das wir als drohende Gefahr einstufen. Das hängt weniger vom Ereignis selbst ab oder davon, wie gefährlich es tatsächlich ist, sondern vielmehr davon, wie wir das Ereignis bewerten. Ist es erst einmal als gefährlich eingestuft, dann setzt einer Lawine gleich ein Vorgang ein, der nicht mehr zu stoppen ist.

Der Körper wird in Sekundenbruchteilen hormonell in Alarmbereitschaft versetzt. Adrenalin wird in großen Mengen ausgeschüttet, Herzschlag und Atmung werden beschleunigt, der Blutdruck steigt *(Herzrasen, Hyperventilation)*, die Verdauung wird *abgestellt (Mundtrockenheit und Durchfall)*, alle Energie wird den Muskeln zugeführt *(Zittern)*, Anspannung macht sich breit, die Haut wird aufs Abkühlen vorbereitet *(Schweißausbruch)*, der Blick verdichtet sich auf die Gefahrenquelle *(Tunnelblick)*. Alle uns zur Verfügung stehenden Kräfte sind mobilisiert. Wir sind bereit zu Höchstleistungen. Jetzt können wir kräftiger zuschlagen, schneller laufen, präziser wahrnehmen als normalerweise. Wir sind nun echte Kampf- oder Fluchtmaschinen. In unserem Körper findet in kürzester Zeit ein enormer Veränderungsprozess statt.

Die Angstreaktion ist im Grunde ein äußerst erstaunlicher und hochvitaler Vorgang.

Egal, welche Form der Angstreaktion gewählt wird – ob Kampf oder Flucht: Ziel jeder Strategie ist es, letztlich der gefahrvollen Situation ein Ende zu setzen und zu überleben. Nach erfolgreich überstandener Gefahr folgt die Erleichterung.

Problematisch wird es erst dann, wenn zwischen dem angstauslösenden Moment und unserer Reaktion keine Verhältnismäßigkeit besteht. Wenn jenes ausgeklügelte System von Ursache und Wirkung aus dem Gleichgewicht und somit außer Kontrolle gerät.

Dies geschieht, wenn ein ungefährliches Ereignis (wie z. B. das Aufheulen einer Turbine, ein Rumpeln des Fahrwerks oder Turbulenzen im Reiseflug) in unserem inneren Bewertungssystem fälschlich als gefährlich bewertet wird. Unser Köper rüstet sekundenschnell auf. Er ist auf Höchstleistung getrimmt. Nur: Die körperliche Anspannung findet keine Entlastung und mündet in Panik, weil wir weder kämpfen noch flüchten können. Zusätzlich dazu versetzen uns die oben beschriebenen körperlichen Symptome in Angst und verstärken damit den Aufschaukelungsprozess noch zusätzlich.

Objektiv gesehen besteht nämlich, wie die meisten von uns auch wissen, während eines Flugs meist keine reale Gefahr. Wir können also im Angstprozess am besten an der Stelle der Bewertung eingreifen. Denn es ist unser Bewertungssystem, gespeist aus der Summe all unserer lebenslangen Erfahrungen, das Situationen als gefährlich einstuft und den Angstkreislauf in Gang setzt.

Je besser wir die Vorgänge an Bord eines Flugzeugs kennen und wissen, was wann passiert, desto eher werden wir sie richtig – also als ungefährlich – bewerten. Unser System bleibt beruhigt und muss uns nicht in Angst versetzen. Mit jedem guten Flugerlebnis werden alte negative Erfahrungen von neuen, positiven überschrieben. Der Angst-Teufelskreis aus Ereignis/falsche Bewertung/Angstreaktion wird durch einen positiven Kreislauf ersetzt.

Klare Worte:
»Es gibt keine Fakten – nur Interpretationen« (F. Nietzsche).
Es ist nicht das Ereignis selbst, das Angst auslöst. Es ist allein unsere Bewertung.

Zusammenfassend kann man den beschleunigten Angstkreislauf so darstellen:

Auslöser – Wahrnehmung eines Ereignisses *(Was war das?)* – Bewertung *(Oh, Gott wir stürzen ab!)* – körperliche Reaktion

(Ich muss hier raus!) – Abreaktion unmöglich *(Ich kann hier nicht raus!)* – !!! Panik !!! – Wahrnehmen der körperlichen Angstsymptome *(Ich glaube, ich krieg einen Herzanfall)* – Bewertung *(Ich werde sterben!)* – !!! Steigerung der Panik !!! – keine Abreaktion möglich … Steigerung der Angst – Panik – Panik …

2.2 Was ist Flugangst?

Flugangst/Aviophobie ist die Angst vor dem Fliegen. Sie tritt ausschließlich oder überwiegend durch eindeutig definierte Situationen – das Fliegen mit einem Flugzeug – auf. Flugangst zeichnet sich durch ein gestörtes Verhältnis zwischen den tatsächlichen Risiken des Fliegens und der (unbegründeten) Angst vor befürchteten Ereignissen aus. Die Stärke der Flugangst beurteilen die meisten Betroffenen als mittel bis stark. Viele wissen, dass ihre Flugangst übertrieben und unangebracht ist und leiden zusätzlich unter der Tatsache, dass sie ihr Wissen nicht umsetzen können.

In vielen Fällen kommt es neben der Flugangst auch in anderen Situationen zu Angstgefühlen: im Fahrstuhl, im Tunnel, beim Zahnarzt, auf dem Meer, im Kaufhaus, in öffentlichen Verkehrsmitteln, auf der Autobahn, als Beifahrer, beim Friseur oder als generalisierte Angst. Nur ca. 15 % der Betroffenen haben eine »echte« spezifische Flugphobie, d. h., sie spüren ihre Angst ausschließlich beim Fliegen.

Die Symptome bei Flugangst reichen von leichtem Unbehagen bis hin zu panischer Angst. Auffällig oft tritt die Flugangst erstmalig in einer Lebensphase des Umbruchs und großer Belastungen auf. Auch längst vergessen geglaubte traumatische Ereignisse, die nicht unbedingt das Fliegen betreffen, können sich plötzlich in Form einer Flugangst manifestieren.

Angst wird von allen Betroffenen unterschiedlich empfunden. Ähnlich wie unser Schmerzempfinden, so ist auch das Angstempfinden individuell sehr verschieden.

Ob jung, alt, männlich, weiblich, Vielflieger oder Noch-nie-Flieger: Wenn »es« uns in der Enge des Flugzeugrumpfes erwischt, dann leiden wir unter den für das sympathische Nervensystem typischen körperlichen und seelischen Symptomen:

- Herzklopfen, Herzrasen, Herzstolpern
- Schweißausbrüche
- Zittern, Beben
- Mundtrockenheit
- Atemnot, Kurzatmigkeit
- Beklemmungsgefühl
- Brustschmerzen
- Übelkeit, Magen-Darm-Beschwerden
- Hitzewallungen, Kälteschauer
- Taubheitsgefühl, Kribbelgefühl in Armen und Beinen

Gleichzeitig kann es zu *Derealisationsphänomenen* und folgenden Gefühlen kommen:

- gleich in Ohnmacht zu fallen
- einen Schlaganfall oder Herzinfarkt zu erleiden
- zu ersticken
- sich nicht unter Kontrolle zu haben
- sich lächerlich zu benehmen
- viel jünger zu sein
- verrückt zu werden
- jemandem etwas anzutun
- einen Schreianfall zu bekommen
- Unsinn zu reden
- blind zu werden
- hilflos zu sein

Damit ist das nachvollziehbare Bedürfnis verbunden, wegzulaufen, auszusteigen, Unterstützung zu bekommen.

Folgende Situationen machen Menschen mit Flugangst am meisten Angst:

- Start
- Turbulenzen
- Geräusche
- schlechtes Wetter
- Enge
- keine Kontrolle – ausgeliefert sein
- Angst vor der Höhe (unsichtbares Medium Luft)

Egal, wie irreal die Bedrohung während eines Flugs tatsächlich sein mag – und sie ist ja tatsächlich verschwindend gering (das Flugzeug ist statistisch gesehen das sicherste Verkehrsmittel der Welt!) –, die Betroffenen sind während dieser Angstzustände durch die oben genannten Symptome und folgende typische Wahrnehmungsphänomene in ihrer Handlungsfreiheit und ihrem Selbstwertgefühl schwer beeinträchtigt:

- Tunnelblick
- Inkompetenzerleben
- Eingeengtheit von Wahrnehmungsprozessen
- massive Selbstabwertung

Die meisten Betroffenen halten Flugangst im Grunde genommen für übertrieben und unangebracht, auf jeden Fall jedoch für äußerst unangenehm. Sie leiden also doppelt: unter den Symptomen und darunter, die eigene Angst nicht unter Kontrolle zu haben.

So also sieht die nüchterne Definition der Flugangst aus. Jede Person mit Flugangst wird sich in den Grundzügen der Angstmuster teilweise wiederfinden und zusätzlich dazu jedoch ein ganz eigenes Empfinden der Angsterfahrung haben. Gerade weil Angst eine zutiefst persönliche Erfahrung ist, halten wir es für wichtig, die eigenen Gefühle – in ruhigen Situationen – genau zu rekapitulieren, um ein möglichst klares Bild der eigenen Angst zu entwerfen. Denn mit unsichtbaren Gegnern können wir nicht gut umgehen.

Die Angst auslösenden Momente sind unterschiedlich. Manche Betroffene fühlen sich schon Tage vor dem bevorstehenden Flug belastet, andere erfasst »es« erst im Flugzeug und da erst, wenn sich die Türen endgültig schließen. Wieder andere haben bei einem früheren Flug schlechte Erfahrungen gemacht, oder sind durch lange zurückliegende Erlebnisse anfällig für die Flugangst geworden.

Ob Verdrängtes oder Neuerlerntes: Entscheidend ist, dass wir unsere individuelle Angstgeschichte und unser spezifisches Angstmuster hinter den Symptomen kennenlernen und diese im Vertrauen auf unsere Fähigkeit zur Selbstheilung und unter Ausschöpfung unserer eigenen Problemlösungskompetenz auflösen.

2.3 Wer hat Flugangst?

Etwa 30 % aller Passagiere, also jeder dritte Fluggast, leiden mehr oder weniger an Flugangst. Frauen und Männer sind gleichermaßen betroffen (es lebe die Gleichberechtigung – zumindest hier!), junge ebenso wie ältere Menschen, auch Erstflieger, Vielflieger und echte Meilenritter bleiben nicht verschont, nur bei Kindern ist die Flugangst selten bis gar nicht zu finden.

Bei den von Flugangst Betroffenen lassen sich folgende Hauptgruppen unterscheiden:

- Personen, die Schwierigkeiten haben, die Kontrolle abzugeben (darunter auffallend häufig Personen, die in führenden Positionen arbeiten, große Verantwortung tragen und teilweise sehr große Arbeitsteams anführen)
- Personen mit klaustrophobischen Ängsten (die Enge im Flugzeug macht es zum »idealen« Ort, Flugangst aus einer klaustrophobischen Situation heraus zu entwickeln)
- Personen, die ein früheres traumatisches Erlebnis beim Fliegen reaktivieren, das nichts mit dem Fliegen zu tun hat (hier haben Auslöser und Angst keinen ursächlichen Zusammenhang)

- Personen, die von schlimmen Flugerlebnissen berichten (Diese Gruppe nennt also eine klare Ursache, die mit dem Fliegen zusammenhängt. Wobei man sagen muss: Viele dieser Situationen waren nur deshalb scheinbar gefährlich, weil dem Fluggast wichtige Informationen fehlten. Wenn wir uns ein bestimmtes Vorkommnis nicht erklären können, definieren wir es oft irrtümlich als gefährlich.)

Klare Worte:
Flugangst ist kein Zeichen von Schwäche. Es kann uns alle »erwischen«. Wer Flugangst hat, ist nicht allein.

2.4 Wie entsteht Flugangst?

Angst fordert und fördert.

Wir können im Grunde zwischen zwei Hauptauslösern für Flugangst unterscheiden:

a) Negative Flugerlebnisse
   Wir haben an Bord eines Flugzeugs eine subjektiv so intensive negative Erfahrung gemacht, die wir weder im Moment des Erlebens noch später nachhaltig verarbeiten konnten. Mag es ein Durchstarten gewesen sein, heftige Turbulenzen, lange Warteschleifen, eine verpatze Landung oder andere Fluggäste, die an Bord Schwierigkeiten mit Flugangst hatten. Egal, was es war, wir waren sehr wahrscheinlich starken Angst- und Ohnmachtgefühlen ausgesetzt. Das hat das Vertrauen in unsere eigenen Kräfte erschüttert.

b) Erhöhte Anforderungen, lang anhaltender Stress
   Auffällig oft tritt Flugangst erstmalig in einer Lebensphase des Umbruchs und großer Belastungen auf. Die Veränderung einer Lebenssituation wie Heirat, Geburt eines Kindes,

aber auch Verlust des Arbeitsplatzes, Langzeitarbeitslosigkeit, Krankheiten, Berufswechsel, finanzielle Schwierigkeiten oder der Verlust von Angehörigen oder sozialen Netzwerken – wie bei Trennungen oder Scheidungen üblich – scheint die Entstehung von allerlei Ängsten, so auch der Flugangst, zu begünstigen. In solch einem Fall stehen Flugangst und Auslöser in keinem ursächlichen Zusammenhang.

Oft ist es aber auch im ersten Fall so, dass die Flugangst tiefer liegende Gründe hat, die in den aktuellen Lebensumständen zu suchen und finden sind. Es gibt da vielleicht etwas, das dazugeführt hat, dass wir der Belastungssituation im Flugzeug in jenem Moment nicht gewachsen waren, sodass sie uns über den Kopf wachsen konnte und wir mit Angst reagieren mussten.

Die Angstauslöser sind oft nicht klar erkennbar. Stress, unterdrückte Emotionen, Kontroll- oder Imageverlust, familiäre oder berufliche Veränderungen und andere psychosoziale Probleme (Über- oder Unterforderung) belasten uns. In manchen Lebenssituationen sind wir besonders gefordert, oft an der Grenze zur Überforderung. Unser Stresslevel ist dann über längere Zeiträume hin erhöht. Die Dinge, die uns guttun – wie entspannte Sozialkontakte mit Freunden oder Familienangehörigen, gute Gespräche, partnerschaftliche Nähe, geistige Anregungen, Sport, Bewegung, eine ausgewogene Ernährung, ausreichend Schlaf und Ruhepausen – kommen dann zu kurz.

Dazu kommen häufig überzogene Ansprüche an unsere Professionalität, wir müssen immer stark sein, alles schaffen und für andere da sein. Wir wagen es nicht einmal zu sagen: »Das schaffe ich nicht, das ist mir zu viel. Das mache ich später.« Es muss immer alles uneingeschränkt sofort und perfekt erledigt werden. (Etwa so wie im Handel immer alles und sofort verfügbar sein muss – z. B. Erdbeeren im Dezember!)

Unser Inneres muss Wege finden, wie es auf den Zustand der Vernachlässigung aufmerksam machen kann – der ansonsten früher oder später in die Katastrophe führt. Was wäre nun besser dazu geeignet, unsere gesamte Aufmerksamkeit zu erregen, als Angst. Wir entwickeln Ängste also als Reaktion auf »ungesunde« Lebenszustände bzw. -umstände.

Der Blick nach innen:

Fragen Sie sich in einer ruhigen Minute einmal, wie viele Dinge Sie tun, die Sie eigentlich gar nicht tun wollen. Wie oft übergehen und vernachlässigen Sie sich selbst?

Wenn wir derart belastenden Situationen und Ansprüchen über längere Zeiträume ausgesetzt sind, können bereits geringfügige Anlässe das sprichwörtliche Fass zum Überlaufen bringen, und plötzlich treten unkontrollierbare Ängste auf.

So können zum Beispiel im Grunde genommen ungefährliche Vorgänge an Bord eines Flugzeugs Angst auslösen und körperliche Angstsymptome wie Herzrasen, erhöhten Puls, Atemnot, Schwitzen und Zittern hervorrufen. Und weil die Angstreaktion nun mal im Flugzeug stattgefunden hat, wird fortan das Fliegen als angstbesetzt empfunden, obwohl die Ursache für die Angst ursprünglich anderswo zu suchen wäre. Die Flugangst ist geboren.

Aber noch ist nichts verloren: Wir können unsere Angst als Chance dazu begreifen, positive Veränderungen einzuleiten.

Klare Worte:
Angst ist ein Alarmsignal. Es besteht Handlungsbedarf.

Belastende Ängste sind ein Zeichen dafür, dass es im Leben der Betroffenen Missstände gibt, die durch hohe Stressbelastung und lang andauernde Überforderung entstehen. Auslöser und Angst müssen dabei in keiner direkten Verbindung stehen. Angst kann uns helfen, unsere Persönlichkeit weiterzuentwickeln.

2.5 Angst als Chance

Jeder vierte Mensch hat im Laufe seines Lebens eine Angsterkrankung.

Ängste belasten jeden von uns, und für viele Menschen sind sie inzwischen auf ein unerträgliches Maß angestiegen. Flugangst, Sozialphobie, Platzangst, Existenz- und Verlustängste, Versagens- und Todesängste – die Palette scheint endlos.

Niemand aber leidet grundlos unter Ängsten. Jeder Mensch entwickelt im Grunde genau die Angst, die er braucht, um etwas Bestimmtes zu begreifen. Der Körper macht uns so beispielsweise auf einen Vernachlässigungszustand aufmerksam. Die Gründe dafür sind so zahlreich wie die Menschen, die an Ängsten leiden. Stress, unterdrückte Gefühle, familiäre oder persönliche Ausnahmesituationen, emotionale oder berufliche Unter- oder Überforderung, Erwartungsdruck, einengende Verpflichtungen, Fremdbestimmung oder andere Lebenssituationen, die uns unbemerkt zusätzliche Energie abfordern, führen oft direkt in die Angst – auch in die Flugangst.

Ob wir uns intensiv mit den Gründen und Ursachen unserer Angst auseinandersetzen, oder einfach nur möglichst rasch wirksame Methoden erlernen wollen, wie wir uns der aktuellen Krisensituation stellen können, bleibt uns überlassen. Grundsätzlich kann es sinnvoll sein, uns in einer ruhigen Minute – und nur dann, wenn wir uns dazu bereit und in der Lage fühlen – zu fragen, warum es überhaupt zu einer Angstproblematik kommen konnte.

Wenn wir uns die Mühe machen, uns eingehend mit unseren Ängsten und den dazugehörigen Auslösern auseinanderzusetzen, und dabei einen achtsamen Blick auf unsere Lebensumstände werfen, dann gelingt es uns vielleicht, zu der Botschaft vorzudringen, die jede Angst für uns bereithält. Es besteht eine gute Chance, nicht nur die Angst und ihre Ursachen zu überwinden, sondern auch menschlich an diesem Vorgang zu wachsen.

Der Blick nach innen:

Fragen wir uns in ruhigen Minuten einmal: Warum habe ich denn überhaupt unkontrollierbare Ängste? Was in meinem Leben muss ich ändern? Was übt Stress auf mich aus? Sehen wir Angst als Chance!

Das Erfolgsgeheimnis ist, Druck herauszunehmen – am besten überall.

Meditation:

»Ich bin meinem Leben gewachsen. Ich habe immer die Wahl. Ich darf ›Nein‹ sagen.«

»Ich stelle mich meiner Angst mit Neugier. Ich begrüße sie mit offenen Armen. Meine Angst gehört zu mir. Ich bestimme selber über mein Angstgefühl. In meinem eigenen Tempo und auf die Art und Weise wie ich mich wohlfühle, finde ich heraus, welche Botschaft sie für mich in sich trägt.«

»Ich entscheide mich dafür, mich meiner Angst zu stellen. Ich versuche, in jeder Situation (auch in der Angstsituation) achtsam zu bleiben und zu beobachten, was geschieht. Was in mir vorgeht. Ich stelle mich, sooft es geht (sooft ich es aushalte), dieser Situation. Ich behalte dabei die Übersicht und die Kontrolle über mich. Ich mache mir klar, dass ich aus freien Stücken in der Situation bin, in der ich gerade bin. Es ist MEINE Entscheidung. Es wird mir letztendlich guttun.«

2.6 Selbstheilung ist die einzig wahre Heilung

> *»Be the change you want to see in the world.«*
> Mahatma Ghandi

Wer ein Problem hat, hat auch die Lösung. Damit lässt sich das Prinzip der Selbstheilung am einfachsten beschreiben. Niemand weiß besser über die Vorgänge in unserem Inneren Bescheid als wir selbst. Zu jedem Zeitpunkt in unserem Leben wissen wir, was gerade gut oder schlecht für uns ist. Es erfordert Mut, uns der Realität zu stellen und die Dinge so zu sehen, wie sie wirklich sind. Oft wollen wir einfach nicht wahrhaben, worum es uns wirklich geht. Mut zur Wahrheit ist nicht einfach. Nach der Wahrheit auch noch zu handeln ist oft noch schwerer. Die innere Stimme spricht zwar, aber manchmal hören wir sie einfach nicht.

Die Entstehung von Ängsten braucht eine gewisse Zeit. Deshalb dauert es auch eine Weile, bis sie wieder verschwinden. Sie sind erlernt und können wieder verlernt werden. Das braucht Zeit. Wir können ein Auto aus voller Fahrt nicht ohne Bremsweg auf Null abbremsen. Ebenso wenig können wir unsere Ängste einfach abstellen. Aber wir können lernen, über Verlauf und Intensitätsgrad unseres Angstgefühls selbst zu bestimmen und nicht mehr von ihm beherrscht zu werden. Alles, was dazu nötig ist, tragen wir bereits in uns. Wir müssen »nur« unsere Selbstheilungskräfte freisetzen und die Aufmerksamkeit gezielt auf unsere Selbstwirksamkeit richten.

Mit dem Erlernen wirksamer Interventionen und gesteigerter Achtsamkeit entwickeln wir ganz neue Verhaltensweisen, mit denen wir eine reale Persönlichkeitsveränderung zustande bringen. Zusätzlich dazu können wir eine Steigerung unserer *Resilienz* (mit Resilienz wird die Stärke eines Menschen bezeichnet, Lebenskrisen ohne bleibende Schäden durchzustehen), unseres Selbstvertrauens und Selbstbewusstseins erreichen. Wenn wir ein wenig Mut und Beständigkeit, ein bisschen Neugier und Abenteuerlust aufbringen, dann ist das Ziel, endlich entspannt eine Flugreise antreten zu können, in greifbare Nähe gerückt.

Klare Worte:
Alle Veränderungen, die wir uns wünschen, können letztendlich nur wir selbst herbeiführen.

> **Meditation:**
>
> *»Ich habe Vertrauen in meine Fähigkeiten. Ich weiß in jedem Moment meines Daseins, was gut für mich ist, und ich wage es nun auch zu tun.*
>
> *Ich folge meiner inneren Stimme, achte auf meine Gefühle und bleibe mit mir in Kontakt.«*

2.7 Was kann ich nun dagegen tun?

>*»Ein Fehler ist erst dann ein Fehler, wenn wir nichts aus ihm lernen.«*
>frei nach den Lehren des Dalai Lama

Viele Flugangstpatienten entwickeln ihre ganz persönlichen Strategien, um mit ihrer Angst umzugehen. Die Palette reicht dabei von medikamentöser Behandlung bis zur »Augen-zu-und-durch«-Methode. Oft wird die Flugangst mit Alkohol an Bord des Fliegers oder gar durch das klassische Vermeidungsverhalten »Ich fliege nicht« im Zaum gehalten.

Vorerst sei einmal gesagt: Alles, was für uns funktioniert – was uns den Flug bestehen lässt ist o. k. (John Lennon singt in einem seiner Songs: »Whatever brings you through the night, is all right … is all right …«). Trotzdem ist keine der oben angesprochenen Methoden langfristig empfehlenswert. Denn jenseits der Vernunftfrage haben all diese Methoden ein gemeinsames Problem: Sie sind nicht nachhaltig. Sie akzeptieren den momentanen Zustand und betreiben allenfalls Symptombekämpfung.

Damit bleiben die Chancen zur Veränderung, die solch schwierige Situationen mit sich bringen, ungenutzt. Anstatt uns zu verschließen, wegzuschauen, alles Schwierige zu vermeiden, sollten wir das große Potenzial, das jene Zeiten des Umbruchs für uns bereithalten, und die Chance des Neubeginns nutzen: genau hinsehen, unsere innere Stimme beachten, herausfinden, was wirklich los ist, die Auslöser identifizieren, bei der Wahl der Methode darauf achten, Lösungen zu suchen, die wir selbst herbeiführen können, etwas Geduld, Beständigkeit und Neugier mobilisieren. So kann unser Wunsch, das entspannte Fliegen zu erlernen und einen besseren Umgang mit der eigenen Angst zu pflegen, zu einem fruchtbaren Abenteuer werden, das unsere Lebensqualität nachhaltig hebt.

Klare Worte:
Ungenutzte Angst ist vergeudete Energie. Wer seine Angst nicht nutzt, um Veränderungsprozesse in Gang zu setzen, leidet umsonst (oder: ist selber schuld).

2.8 Mentales Training mit Selbsthypnose und Imaginationen

Mentales Training mit Selbsthypnose ist *die* ideologiefreie Therapiemethode. Wir arbeiten ausschließlich mit und aus uns selbst heraus. Es geht darum, dass wir uns konkret zur Konfrontation mit angstbesetzten Ereignissen (z. B. dem bevorstehenden Flug) ermutigen, anstatt wie bisher auf Vermeidungsstrategien zurückzugreifen.

Mentales Training ist Erlebnistherapie auf der Ebene des angenehmen Erlebens und Fühlens. In der Imagination müssen wir nicht primär verstehen, dass es richtig wäre, etwas Bestimmtes zu tun, sondern wir können Zuversicht und Kraft erleben, während wir eine Aufgabe in der inneren Realität des Unbewussten erledigen.

Mit ein wenig Übung ist die Imaginationstherapie grundsätzlich jedem Menschen zugänglich und deshalb die Hauptmethode unserer Wahl.

Die klaren Handlungsanweisungen einerseits und die gewährenden Vorschläge (sogenannte Suggestionen) andererseits, mit denen wir in der Selbsttherapie arbeiten, sollen letztendlich dazu führen, erwünschte Verhaltensweisen zu etablieren und zu automatisieren, bis sie uns in Fleisch und Blut übergehen und wir sie als Teil unseres natürlichen Verhaltens empfinden. In Situationen, die nicht angstbesetzt sind, müssen wir nicht lange nachdenken, was wir zu tun haben – wir fragen uns nicht: »*Wie soll ich mir jetzt bloß einen Kaffee holen?*« Nein, wir tun es einfach!

Im Idealfall entwickeln wir während unseres Veränderungsprozesses einen gewissen spielerischen, sportlichen Ehrgeiz, uns in der gefürchteten Situation »auszuprobieren«.

Klare Worte:
Es kann und darf Spaß machen, schwerwiegende Schwierigkeiten und große Ängste zu überwinden.

Vorurteile gegen die Hypnose/Selbsthypnose

»Hör auf mich – vertraue mir ...« Mit diesen gezischelten Worten und rotierenden Spiralaugen will die Schlange Kaa den Knaben Mogli willenlos machen, um ihn als appetitliches Häppchen zu verspeisen.

Diese kleine Szene aus dem *Dschungelbuch* beschreibt im Grunde ein weitverbreitetes Vorurteil gegen die Hypnose – das da lautet: »Hypnose macht mich willenlos.«

Denken wir nur einmal an Fernsehshows, in denen hypnotisierte Menschen zu albernen Aktionen verführt werden wie zum Beispiel, genüsslich Zitronen zu verspeisen.

Wie ist so etwas möglich?

Wir Menschen neigen unbewusst dazu, uns Situationen zu wünschen, in denen uns jemand die Kontrolle über das Geschehen abnimmt und die Verantwortung dafür übernimmt.

T. X. Barber, ehemaliger Bühnenhypnotiseur und späterer Hypnoseforscher, beschreibt das Phänomen folgendermaßen:

»Der Showhypnotiseur hat meist gute Menschenkenntnis und wählt intuitiv Personen aus, die kooperativ sind. Außerdem signalisiert er durch sein Auftreten, dass er die Verantwortung für das Geschehen übernimmt. Das ist für viele eine gute Gelegenheit, die Rolle des Erwachsenen einmal abzulegen und albern oder unkritisch zu sein. Hinzu kommt, dass eine unausgesprochene Übereinkunft zwischen dem ›Regisseur‹ und seinem ›Darsteller‹ getroffen wird, dass keiner den anderen blamiert. Unter solchen Bedingungen ist es eine angemessene Reaktion, die Rolle des Hypnotisierten zu übernehmen.«

Manche Menschen verhalten sich in solchen Showhypnosen zwar, als seien sie machtlos und willenlos, aber wenn man sie hinterher befragt, geben sie meist an: »Ich hätte auch anders gekonnt.«

Fest steht also: Gegen unseren Willen können wir gar nicht hypnotisiert werden.

Die Zeichentrickgeschichte aus dem *Dschungelbuch* geht übrigens so aus: Mogli kommt rechtzeitig zu sich, entschlüpft Kaas Würgegriff und wirft sie den Baum hinunter. Ziemlich lädiert muss diese von dannen ziehen.

Ein weiteres Vorurteil lautet, man könnte aus der Trance nicht mehr erwachen, bliebe in einem dem Wachkoma ähnlichen Zustand in der Trance gefangen.

Hypnose oder Selbsthypnose, da besteht eigentlich kein Unterschied, bringt uns mit unserem inneren Wesen in Kontakt. Dieses will uns in der Regel nichts Böses. Das heißt, wir sind zu jedem Zeitpunkt der Hypnose selbstbestimmt. Alles andere ergäbe keinen Sinn.

Wir können die Hypnose also jederzeit beenden, wie das auch bei Entspannungsübungen, Meditationen oder autogenem Training der Fall ist. Zusätzlich dazu sei gesagt: In Selbsthypnose erreichen wir niemals so tiefe Trancezustände wie in fremdgeführten Hypnosen, weil ein Teil unseres Bewusstseins damit beschäftigt bleibt, die Bedingungen unserer Umwelt wahrzunehmen. Sollten wir die Hypnose nicht verlassen wollen, so geht sie nach einer Weile einfach in Schlaf über, aus dem wir irgendwann auch wieder ganz normal erwachen.

> **Klare Worte:**
> Trance ist ein ganz natürlicher Bewusstseinszustand. Wir sind an jeder Stelle einer Hypnose und Selbsthypnose in der Lage, die Trance aufzuheben. Niemand kann gegen seinen Willen hypnotisiert werden!

2.9 Warum die Hypnose gerade bei der Flugangst so gut hilft

Menschen, die an Flugangst leiden, sind meist sehr gut hypnotisierbar. Das ist leicht zu erklären: Beim Erleben einer Angstreaktion wechseln wir in kürzester Zeit in einen stark veränderten Zustand (vegetativ, motorisch, emotional, kognitiv). Es geschieht absolut unwillkürlich, unserem bewussten Zugriff entzogen: »Es geschieht mit mir.«

Dieser veränderte Zustand und die beobachtbaren Reaktionen lassen sich alle auch als *hypnotische Phänomene* beschreiben: Unwillkürlichkeit, Dissoziation, Zeitverzerrung. Das bedeutet: Die Angstsymptome und die hypnotische Reaktion »sprechen dieselbe Sprache«.

Wir verfügen also im Grunde bereits über gute hypnotische Fähigkeiten. Jetzt kommt es nur noch darauf an, diese Fähigkeiten konstruktiv zu nutzen.

Laut Verhaltenstherapie sollten Menschen mit Flugangst sich so oft wie möglich der Situation »Fliegen« aussetzen und sich dadurch der angstauslösenden Reizsituation gegenüber systematisch desensibilisieren. Dieses Vorgehen gilt in der Verhaltenstherapie als aussichtsreichste Methode gegen Phobien. Für den Betroffenen ist das ein Teufelskreis, denn genau das Fliegen versucht er ja zu vermeiden.

In hypnotischer Trance allerdings lässt sich ein Flug immer und immer wieder wie echt erleben. Und vor allem können wir die am stärksten belastenden Situationen und alle speziellen angstbesetzten Flugphasen (das sind meistens Start, Turbulenzen und Landung) so lange üben, bis uns deren Bewältigung ganz sicher möglich wird. Das macht die Hypnose so effektiv. Außerdem ersparen wir uns die Teilnahme an therapeutischen Expositionsflügen und damit hohe Kosten.

Alle in diesem Buch vorgestellten Übungen dienen letztendlich einem Ziel: einer erfolgreichen Konfrontation! Das Ziel ist ein erfolgreich überstandener Flug! Auf dem Weg zu diesem Ziel verspüren manche von uns den Wunsch, auch den Ursprung des Problems zu finden. Diese »Einsicht« in ein traumatisches Erlebnis ermöglicht uns oft eine spürbare Erfahrung von Gefühlen wie Traurigkeit, Wut, Schuld. Solche sogenannten Abreaktionen sind erwünscht, denn sie lassen erkennen, dass etwas in uns arbeitet und dass wir die vielen gedanklichen und gefühlsmäßigen Aspekte vergangener Erfahrung erkennen und wieder durchleben. Wir können und sollen diese Gefühle ruhig ausleben – vorausgesetzt, wir sorgen für eine gute gefestigte persönliche Basis, vor allem durch Ich-Stärkung und die Etablierung positiver Anker. Besonders wichtig ist es, dass wir alle in unserem ganz eigenen Tempo arbeiten, uns nicht überfordern und immer wieder mit unserem Inneren Rücksprache halten, denn dort wissen wir immer, was richtig ist und was uns guttut.

2.10 Was genau ist Trance, Hypnose und Selbsthypnose?

Hypnosetherapie ist die zeitgemäße Form
einer Jahrtausende alten Tradition des Heilens und stellt
für moderne Menschen wirksame Rituale bereit.

Trance ist ein ganz natürlicher, normaler Geisteszustand, wie viele andere auch – etwa Traum, Schlaf oder »Flow-Erleben«. Es ist nichts Geheimnisvolles, Okkultes oder gar Magisches daran. Jeder Mensch hat in seinem Leben schon verschiedene Formen hypnotischer Trance erlebt: zum Beispiel, wenn wir im Liege-stuhl dösen, in der Hängematte tagträumen, am Strand den Wel-len lauschen, wenn wir einen spannenden Film sehen, uns in ein gutes Buch vertiefen oder bei langen Autofahrten die Zeit ver-gessen. Unsere Aufmerksamkeit ist völlig absorbiert, und viele unserer Reaktionen laufen unwillkürlich ab.

In Österreich gibt es dafür einen schönen Begriff, nämlich »ins Narrenkastl schauen«. Wir steigen kurzfristig aus der Re-alität aus. Ganz am Rande unseres Bewusstseins nehmen wir noch wahr, was geschieht, aber es verliert an Wichtigkeit – ganz andere Dinge treten plötzlich in den Vordergrund des eigenen Empfindens. Der Unterschied zwischen solchen angenehmen Trancezuständen und einer geführten Hypnose liegt in der Aus-richtung auf ein bestimmtes Ziel.

Hypnose ist Trance mit dem Fokus auf ein Ziel. Hypnose und Selbsthypnose sind also zielgerichtete Trance!

Während der Hypnose wird die Kraft der bewussten Kritik, die uns oft in Mutlosigkeit, Furcht, und Selbstzweifel verstrickt, ausgeschaltet. Dabei wird der dafür zuständige Teil unserer Wahrnehmung vom Bewusstsein abgespalten. Anstelle bewuss-ter, oft mühseliger Denkprozesse treten angenehmes, unange-strengtes Erkennen und Erleben, freies Handeln, Erfahren und Fühlen auf der unbewussten Ebene. Das rationale »Ich« tritt in den Hintergrund. Alle hinderlichen Empfindungen werden für den Moment unterbunden.

Hypnose und somit die Unwillkürlichkeit des Bewusstseins einzusetzen ist immer dann sinnvoll, wenn es uns nicht möglich erscheint, bestimmte Verhaltensweisen und Handlungsabläufe willentlich zu ändern oder zu verbessern. Wo dem Erreichen unserer Ziele vom eigenen Willen Grenzen gesetzt und wo Schwierigkeiten auf der rationalen Ebene nicht zu überwinden sind, verhilft uns die Hypnose zum Erfolg.

Im Kern unseres Wesens sind wir immer intakt. In uns allen steckt ein unangreifbares, gesundes, fähiges und einmaliges Wesen. Dies ist der unveräußerliche, unberührbare Teil unseres Seins. Das sind wir.

Auf dieser Ebene sind wir – das mag sich jetzt seltsam anhören, ist aber richtig – allwissend und unfehlbar. Wir wissen – oder besser: »etwas« in uns weiß – in jeder Situation, was gut und richtig für uns ist. Über die Methode der Hypnose oder Selbsthypnose machen wir den Weg zu diesem Wissen frei. In Hypnose erlauben wir unserem inneren Wesen, zu unserem eigenen Besten in Aktion zu treten. Es sind keinerlei bewusste Anstrengungen mehr nötig, denn unsere Selbstheilungskräfte, denen wir blind vertrauen können, sind am Werk. Auf dieser Ebene ist alles leicht.

2.11 Jede Hypnose ist Selbsthypnose

Die meisten Menschen nehmen an, dass zwischen Hypnose, die durch andere Menschen (z. B. Hypnotherapeuten) angeleitet wird, und der Selbsthypnose Unterschiede bestehen. Das widerspricht der Auffassung von vielen Experten, die davon ausgehen, dass letztendlich jede Hypnose eine Selbsthypnose ist – ganz einfach deshalb, weil wir *immer* die letzte Kontrolle behalten. Eine Hypnose ist immer *unsere* Hypnose. Hier treten wir mit jenem unveräußerlichen Kern unseres Wesens in Verbindung, zu dem allein wir Zugang haben (siehe oben).

Deshalb gilt auch: Selbsthypnose ist *die* ideologiefreie Methode.

2.12 Wer kann Selbsthypnose lernen?

Die Fähigkeit zur Selbsthypnose hat so gut wie jeder Mensch. Es kommt lediglich darauf an, den richtigen Weg zu finden. Wenn wir uns dabei auf Erlebnisse und Wahrnehmungen aus unserem persönlichen Leben und Erleben stützen, können wir die Selbsthypnose erlernen und erfolgreich anwenden. Das Potenzial und die Fähigkeit dazu tragen wir auf jeden Fall bereits in uns. Ob wir nun Stress abbauen wollen, Ängste überwinden, unerwünschte Gewohnheiten ablegen oder einfach nur unser Selbstvertrauen und Wohlbefinden stärken wollen: Mithilfe der Selbsthypnose sind wir alle zu nachhaltiger Veränderung und positiver Persönlichkeitsgestaltung fähig.

2.13 Wie praktiziere ich Selbsthypnose?

Am besten wird die Selbsthypnose zunächst in der abgeschirmten Situation unserer eigenen vier Wände eingeübt. Dort können wir die Beruhigung unseres Körpers und unserer mentalen Tätigkeit als innere Ruhe und Gelassenheit ungestört erfahren. Das ist der beste Ausgangspunkt für die Ziele, die wir mit Selbsthypnose erreichen wollen, nämlich: selbst beeinflussbare (!) Entspannung, Panikvermeidung und Konzentration auf inneres Wohlfühlen.

Selbsthypnose sollte am besten täglich und zu einem Zeitpunkt eingeübt werden, an dem wir uns fit fühlen. Sie dauert anfangs in der Regel zwischen 15 und 20 Minuten. Später können wir bereits in 8–10 Minuten in Hypnose gelangen.

Mit dem Praktizieren von Selbsthypnose kommt nach und nach die Erkenntnis, dass wir z. B. ein Angstgeschehen nicht mehr als etwas Autonomes erleben (»ES geschieht mit mir«), das wir zu erleiden haben, sondern dass hier in uns etwas wächst, was wir »Meistern« nennen wollen und was auf jeden Fall mit einer Ich-Stärkung einhergeht. Wir erleben nach und nach intensiver das *Gefühl von Veränderbarkeit in die richtige Richtung*.

Wir alle lernen in unserem eigenen Tempo. Wie schnell oder langsam wir Erfolge erzielen oder in welchem Tempo es uns gelingt, die Selbsthypnose zu erlernen, hat keinen Einfluss darauf, wie effektiv wir die Fähigkeiten später einmal einsetzen können. Auf jeden Fall sollten wir Selbsthypnose nur dann durchführen, wenn die äußeren und inneren Bedingungen stimmen. Wir sollten uns die nötige Zeit nehmen und uns auf keinen Fall aus Gründen der Disziplin zur Selbsthypnose zwingen. Nur wer entspannt und mit offenem Gemüt in die Hypnose geht, wird das volle Potenzial der eigenen Kräfte entdecken, spüren und nützen können.

2.14 Woran merke ich, dass ich in Hypnose bin?

Möglicherweise merken wir den Eintritt in die Hypnose bei den ersten Malen gar nicht, denn sie ist ja ein ganz natürlicher Zustand, uns also grundsätzlich nicht fremd. Es gibt jedoch drei Anzeichen, an denen wir überprüfen können, ob wir erfolgreich in einer Hypnose sind bzw. waren.

- Wir haben das Gefühl, tief entspannt zu sein, und merken, dass jene körperlichen Veränderungen, die wir zum Eintritt in die Hypnose suggeriert haben, tatsächlich eingetreten sind. Unsere Atmung ist regelmäßig und ruhig.
- Wir nehmen die körperlichen Empfindungen wahr, die wir suggeriert haben. Schwere, Leichtigkeit, Wärme, Kühle. Manche Gliedmaßen fühlen sich an, als wären sie kaum vorhanden.

- Wir nehmen eine Zeitverzerrung wahr. Die Dauer der Hypnose stimmt nicht mit unserem inneren Zeitempfinden überein. Sehen wir dazu vor Beginn der Hypnose auf die Uhr. Bevor wir die Hypnose verlassen, fragen wir uns, wie viel Zeit wohl vergangen sein mag. Wenn inneres und äußeres Zeitempfinden voneinander abweichen, ist das ein Zeichen für hypnotische Trancezustände.

2.15 Dauer einer Hypnosesitzung

Jede Selbsthypnose ist eine ganz eigene unvergleichliche Erfahrung. Von der stets unterschiedlichen Tagesverfassung, Konzentrationsfähigkeit und Ablenkung wird es abhängen, wie lange wir für unser Vorhaben brauchen.

Folgen wir unserem Gefühl, unserer Intuition, dann spüren wir, wann wir eine Selbsthypnose beenden sollen (in der Regel dauert sie zwischen 10 und 20 Minuten, manchmal auch länger). Wichtig ist, dass wir Hypnosen in unterschiedlichen Längen einüben. Denn manchmal muss es ja auch schnell gehen – sogenannte »Mini-Trancen« sind da hilfreich. Wie lange die Hypnose andauert, ist weniger wichtig, als dass wir die Trance täglich zumindest ein wenig üben.

2.16 Geräusche und andere Ablenkungen

Innere und äußere Ablenkungen können wir sehr gut zur Vertiefung der Hypnose nutzen. Auf jeden Fall sollten wir nicht gegen sie ankämpfen, denn das bringt gar nichts. Straßenlärm und anderes gehören einfach zu unserem Leben dazu. Lassen wir hinderliche Gedanken mit lauten Autos davonfahren. Kinderstimmen erinnern uns daran, uns Zeit für wichtige Dinge zu nehmen, wie jetzt für diese Selbsthypnose, oder sie führen uns in gute Erinnerungen. Begrüßen wir auftauchende Selbstzweifel und weisen wir ihnen einen speziellen Platz zu. Konzentrieren wir uns auf unsere Gefühle und unseren Atem. Mit jedem Ausatmen lassen wir alles Hinderliche los. Unserer Fantasie sind dabei keine Grenzen gesetzt. Wenn eine Störung zu stark ist, wie z. B. ein klingelndes Telefon, ein Klopfen oder Sonstiges, dann sollten wir einfach normal reagieren und die Selbsthypnose unterbrechen und später fortsetzen. Sollte es mal irgendwo jucken, dann bitte kratzen!!! Selbsthypnose ist kein Dschungelcamp – Verbote gibt es nicht! Wir bestimmen zu jedem Zeitpunkt über uns selbst und den Verlauf der Hypnose.

2.17 Was sind Suggestionen?

Suggestionen sind die vorgeschlagenen Handlungsanweisungen, mit denen wir während der Hypnose arbeiten. Das Unbewusste kann am besten auf Suggestionen reagieren, die aus unserem eigenen Leben und Erfahrungsschatz genährt sind. Je persönlicher die Sprachform ist, mit der wir innerhalb der Hypnose mit unserem Unbewussten kommunizieren, je mehr sie unseren Emotionen und Empfindungen entspricht, desto wirksamer ist sie.

2.18 Hypnoseübungen sind Erlebnisübungen

In hypnotischer Trance können wir grundsätzlich zwei Erlebnisweisen unterschieden: assoziiert und dissoziiert.

Assoziiert sein bedeutet, voll im eigenen Erleben zu sein, d. h., wir erleben Situationen nach, mit allen Sinnen und Gefühlen, oder wir sprechen und erinnern uns in einer Weise, als wären wir gerade mitten in der vergangenen Situation. Wir sehen alles so, wie wir es aus unseren eigenen Augen damals beobachten konnten, wir hören mit eigenen Ohren, fühlen und leben die Gefühle.

Dissoziiert sein bedeutet, Beobachter des eigenen Erlebens und der eigenen Handlungen zu sein. Wir sehen uns von außen, hören die eigene Stimme von außen und sind gefühlsmäßig neutral oder unbeteiligt: Wir haben Abstand zum Geschehen.

Je nachdem, ob wir assoziiert oder dissoziiert erleben wollen – das kann auch je nach bearbeitetem Thema wechseln –, wählen wir die Anredeform der Selbsthypnose.

»Ich« steht natürlich für assoziierte Trance, das »Du« oder sogar das »Sie« für stufenweise dissoziierte Kommunikation.

2.19 Anrede in der Selbsthypnose

Wie wir uns bei der Selbsthypnose ansprechen, bleibt natürlich unseren persönlichen Vorlieben überlassen. Wir sollten aber darauf achten, wie in ganz »normalen« Lebenssituationen zu sprechen und diesen Duktus in unsere Selbsthypnosesprache einzubauen. Das betrifft nicht nur die unten angeführten persönlichen Fürwörter, sondern die gesamte Sprachgestaltung. Je nach Vorliebe können wir mit visuellen (»Stell Dir vor …«), mit auditiven (»Es klingt so, als ob …«) oder kinästhetischen (»Ich fühle, dass …«) Elementen arbeiten.

- Bei der Ich-Form sind wir ganz nah bei uns. Wir assoziieren uns mit dem Erlebten.

(Beispiel: »Ich vertraue auf meine inneren Kräfte …«)

- Bei der Du-Form behandeln wir uns selbst wie eine gute Freundin oder einen guten Freund. Wir bringen damit schon ein bisschen mehr Distanz ins Spiel – dissoziiert. Das mag uns dann passend erscheinen, wenn uns der Gedanke beruhigt, Freunde an der Seite zu haben, die uns bei der Überwindung unserer

Schwierigkeiten helfen. Wir nehmen dann sozusagen die Au-
ßenposition eines erfahrenen Helfers ein.

(Beispiel: »Du vertraust auf deine inneren Kräfte …«)

- Wählen wir die Sie-Form, dann schaffen wir innerlich noch
  größere Distanz zu unserer Situation und zu uns selbst. Die
  Selbstsuggestionen kommen dann fast von außen. Das mag
  sinnvoll sein, wenn wir uns eine starke äußere Instanz wünschen, die uns leitet, wenn wir so mehr Vertrauen in die eigenen
  Suggestionen haben oder wenn wir uns einem Thema vorsich-
  tig und von außen annähern wollen (Beispiel: »Sie vertrauen
  auf Ihre inneren Kräfte …«).

In jedem Fall gilt, dass die Entscheidung, welche Form der Anrede wir in der Selbsthypnose wählen, allein unserem Gefühl
und unserer inneren Stimme entspringen sollte. Es ist auch
möglich, je nach Belieben und je nach persönlichen Wünschen
zwischen den Anredeformen zu wechseln. Das ist vollkommen
in Ordnung. Meist kristallisiert sich mit fortschreitender Selbst-
hypnose-Routine ohnehin die angenehmste Anrede ganz von
selbst heraus. Wichtig ist vor allem, egal in welcher Ansprech-
form, dass wir unsere Aufmerksamkeit auf unsere Stärken lenken und eine positive innere Haltung einnehmen.

2.20 Spiritualität in der Hypnosetherapie

… denn wer Vertrauen hat, ist entspannt und hat keine Angst!

Wir können Selbsthypnose bei der Angstbehandlung zu viel
mehr einsetzen als nur allein im technischen, rationalen Sinn als
Werkzeug im Prozess einer angestrebten Veränderung: Denn der
Zustand der Trance birgt die unvergleichliche Chance, den großen Schatz zu heben, der in unserem Inneren nur darauf wartet,
entdeckt zu werden:

- Weisheit
- Mut
- Liebe
- Humanität
- Gerechtigkeit
- Transzendenz
- Spiritualität

Das Erfahren und Bewusstwerden dieser Kerntugenden lassen uns die befreiende Wirkung des Loslassens spüren. Sie führen zur stabilisierenden und kräftigenden Wirkung von Hoffnung und Vertrauen, also kurzum zur *Stärkung unserer Resilienz* – und diese verringert naturgemäß Gefühle der Ohnmacht und der Angst.

Bei Veränderungsprozessen sollten wir die Chance wahrnehmen und uns einmal ganzheitlich betrachten mit all unseren Bedürfnissen – den biopsychosozialen ebenso wie den spirituellen Bedürfnissen.

Eine Entscheidung, wie weit wir spirituelle Ressourcen in unseren Selbstheilungsprozess einbeziehen, bleibt uns überlassen. Es gibt jedoch üblicherweise viele positive Erfahrungen damit. Therapeutische und spirituelle Grundhaltungen ergänzen sich: In der therapeutischen Praxis geht es um konkrete Konfliktlösungen, Selbstsicherheit, Verhaltenskontrolle und Befähigung zum Leben, während die spirituelle Haltung Vertrauen in sich und das Leben vermittelt.

In therapeutischer Trance erfahren wir die eigene Lebendigkeit, aber auch Stille, Einsamkeit, Schweigen, Loslassen, Vertrauen, Achtsamkeit, Akzeptanz und Mitgefühl. Dadurch wird eine andere, ungewohnte Wahrnehmung möglich, die zu einem neuen Umgang mit uns und mit unseren persönlichen Belastungen führt.

Eine aufgeklärte Reflexion über Transzendenz und eine *ideologiefreie Anleitung zur Selbsthypnose* ermöglichen es uns, unseren eigenen Bezug zur Welt und uns selbst ganzheitlich zu erfahren. Wir stärken unser seelisches Immunsystem, heilen innere Spaltung und Spannungen und erfahren uns selbst in gesunder, individuell erfüllender, weitgehend angstfreier Ganzheit.

2.21 Hypnoseablauf

Die Hauptphasen jeder Selbsthypnose bzw. jeder Hypnose sind:

- Induktion/Einleitung
- Sicherheitsanker setzen und Vertiefung (im Hier und Jetzt)
- Trancearbeit
- eventuell posthypnotische Suggestionen
- Rückkehr

Dieser Ablauf ist ein grobes Gerüst. Jede Selbsthypnose ist ein selbstbestimmtes Ereignis und ein persönliches Erlebnis. Sie kann und soll daher ganz nach unseren Wünschen und Vorstellungen gestalten werden.

Induktion/Einleitung

Wir gehen mit der Selbsthypnosemethode unserer Wahl in die Trance. Dabei achten wir auf unseren Atem und entspannen unseren gesamten Körper.

Sicherheitsanker und Vertiefung

Wir versichern uns, dass wir in Sicherheit sind, geborgen und gut aufgehoben.

Ob und wie viele Vertiefungsübungen wir anwenden, hängt ganz davon ab, welchen Intensitätsgrad der Hypnose wir erlangen wollen.

Für viele von uns ist bei der Vertiefung das Erreichen bzw. die Annäherung an den inneren »Wohlfühlort« der ideale Beginn. Am Wohlfühlort angekommen genießen wir einen Moment lang einfach nur die angenehme Situation.

Trancearbeit

In der gewünschten Hypnosetiefe oder -stufe angelangt – gestärkt durch den Aufenthalt an unserem Wohlfühlort – beginnen wir mit der Trancearbeit, die wir je nach Thema gestalten, das wir uns für die Sitzung vorgenommen haben, z. B.: allgemeine Ressourcen, virtuelle Flugreise, allgemeine Ich-Stärkung oder Zukunftsbahnung.

Wir lassen das gewünschte Szenario so intensiv wie möglich vor unserem inneren Auge entstehen, sodass möglichst all unsere Sinne angesprochen werden. Wir hören, sehen, fühlen, riechen. Wir gehen ganz in das Ereignis, in die gewünschte Situation hinein.

Wir achten dabei auf unsere Gefühle und darauf, wie es uns mit der Situation geht. Sollte uns die Hypnosearbeit einmal etwas zu anstrengend werden, können wir die Problemsituation verlassen und jederzeit einen Moment an unscrcm Wohlfühlort verbringen, bis wir uns so gestärkt wieder der Arbeit zuwenden können. Bei allen Aktivitäten folgen wir vertrauensvoll unserem eigenen Zeitempfinden.

Posthypnotische Suggestionen

Wenn gewünscht können wir im letzten Drittel der Trancearbeit posthypnotische Aufträge erteilen (vergleichbar mit »Erinnnerungszetteln« am Kühlschrank als Affirmationen).

Beenden der Trance

Wenn wir das Gefühl haben, für den Moment alles erledigt zu haben, was wir uns vorgenommen haben, dann kehren wir mit der Methode unserer Wahl in die Alltagswirklichkeit zurück.

2.22 Eine erste Anleitung zur Selbsthypnose

Anleitung: Allgemein gehaltene Selbsthypnose

»*Ich beginne damit, dass ich bewusst auf meine Atmung achte … ich nehme einen tiefen Atemzug … und achte dann auf das Ausatmen … bewusst ausatmen … bei den nächsten paar Atemzügen achte ich auf das Ausatmen … ich nehme wahr … wie die Luft ausströmt und ich dabei überflüssige Anspannung ausatme … und belastende Gedanken loslasse …*

Und dann kann ich wahrnehmen, wie ich immer schwerer in die Unterlage einsinke … der Körper ganz von selbst immer schwerer wird … dabei die Hände immer leichter werden … und ich dabei in Gedanken an einen Ort gehe … wo es mir gut geht … wo ich mich sicher und geborgen fühlen kann … an einen ganz realen Ort … und mich da in aller Ruhe umsehe … was es da Schönes zu sehen gibt … was ich hören kann … vielleicht Stimmen oder Geräusche der Natur … und was ich fühlen kann … welche Temperatur … welche Jahreszeit … vielleicht spüre ich den Wind im Haar … oder Sonne auf der Haut … Gerüche … frei atmen … der Blick in die Weite … ganz weit … und ich kann da die Vögel beobachten … wie sie ganz frei und elegant ihre Kreise ziehen … und sich dabei auf eine Kraft verlassen … die sie nicht benennen können … die sie aber ganz sicher trägt … und ihren Flug genießen können … einfach ganz bei sich sein können …«

Kleine Überleitung

In den nächsten Kapiteln wollen wir nun einen Blick auf die Schwierigkeiten und Ängste werfen, die wir mit der Selbsthypnose bewältigen wollen. Und bei genauerer Betrachtung können wir ein paar durchaus faszinierende Aspekte der Angst entdecken. Angst ist eine große schier endlos erscheinende Energiequelle.

2.23 Ein paar positive Gedanken ...
Kommunikation nach innen und außen

Wir haben es alle schon einmal erlebt: Im Vorfeld eines aufregenden Ereignisses befürchten wir, etwas Unangenehmes könne passieren – zum Beispiel, dass wir uns blamieren, bei jemandem, der uns wichtig ist, dass wir einen schlechten Eindruck hinterlassen oder mitten in einem wichtigen Gespräch ein Blackout erleben.

Tagelang kreisen unsere Gedanken um nichts anderes mehr als um unser befürchtetes Versagen. Am Ende kommt es genau so, wie wir es uns in unseren schwärzesten Gedanken ausgemalt haben. »Ich hab ja gewusst, dass das passieren wird«, sagen wir uns.

Dass wir jedoch mit unseren Befürchtungen und dem negativen Gedanken-Mantra (»Das schaff ich nicht« – »Das geht schief, ich weiß das«) die Situation erst heraufbeschworen haben, ist uns nicht bewusst. Es handelt sich dabei um eine glatte sich selbst erfüllende Prophezeiung.

Versuchen Sie doch mal, das folgende kleine Experiment durchzuführen:

Denken Sie bitte einen Augenblick lang auf keinen Fall an einen Gartenzaun. Bitte nicht an einen Gartenzaun denken.

Ist das Experiment geglückt? Nein? Sie haben an den Gartenzaun gedacht?

Das ist völlig normal! Wir können nicht *nicht* an etwas Bestimmtes denken. Was wir jedoch können ist, an etwas anderes zu denken.

Wir könnten also daran denken, wie uns die Präsentation gelingt, wie wir einen Flug gemeistert haben und am Zielort ankommen; oder wie wir im Gespräch einen hervorragenden Eindruck machen, weil wir gut vorbereitet sind und uns unserer Nervosität nicht schämen, weil sie schließlich ein Zeichen dafür ist, dass uns das Treffen wichtig ist.

Wir können also das negative Mantra durch ein positives ersetzen. Statt »Es wird bestimmt alles schiefgehen« sagen wir »Das schaffe ich!«.

Meditation:

»Ich bin gut vorbereitet. Ich werde das schon schaffen. Ich konzentriere mich. Alle meine Kräfte stehen mir zur Verfügung, wann immer ich sie brauche«.

Wir Menschen sind erstaunlich gut in der Lage, aus Gesichtszügen, Gesten und Bewegungen unserer Mitmenschen herauszulesen, was sie meinen, was sie als Nächstes tun werden oder wie sie sich verhalten werden.

80 % dieser Kommunikation läuft nonverbal ab. Umso wichtiger ist es, dass wir unser unbewusstes Verhalten positiv beeinflussen. Wenn wir uns gut und sicher fühlen, dann werden wir auch eine solche Ausstrahlung haben. Positive Gedanken und Suggestionen helfen uns dabei, unser Selbstvertrauen zu stärken und unser Selbstbild zu verbessern.

Wenn wir auf diese Weise bewusst und unbewusst gestärkt sind, kann ja nichts mehr schiefgehen. Wir können mit Freude die Selbsterfüllung der Prophezeiung erwarten. Und die gute Nachricht ist: Sie wird sich erfüllen, denn positive Gedanken und Suggestionen sind ebenso stark, wenn nicht sogar stärker als negative. Wir müssen nur lernen, sie einzusetzen.

> **Klare Worte:**
> Sprache schafft Wirklichkeit – was wir denken, geschieht; wie wir
> die Welt sehen, so sieht sie aus. Wer seine Gedanken positiv rich-
> tet, kann sein Leben aktiv gestalten, anstatt es passiv zu ertragen.

2.24 Neuronale Netzwerke: Kleines Krafttraining fürs Gehirn

Unser Gehirn unterscheidet nicht zwischen realen und imaginierten Erlebnissen. Wenn wir also bei unseren Trockenübungen
einen Flug in einer für uns angenehmen positiven Form immer
wieder vor unserem inneren Auge ablaufen lassen (und nicht wie
bisher als Folge von Schreckmomenten), werden im Gehirn neuronale Netze aktiviert – neue Emotionshighways eröffnet. Mit
jeder erfolgreichen Übung wird der neuronale Weg breiter und
gefestigter, wir stärken jene Verbindungen im Gehirn, in denen
das Fliegen als positiv abgespeichert ist. Wir verhelfen unserem
Gehirn so zu positiven Erfahrungen, auf die es in der nächsten
Flugsituation und bei der Beurteilung von Ereignissen während
des Flugs zurückgreifen kann.

Je breiter nun ein solcher Highway ist oder je tiefer sich die
positiven Emotionen eingegraben haben, je dichter ein neurona-
les Netzwerk ist, desto eher wird es in einer ähnlichen Situation
benutzt werden. Vergessen wir nicht: Das Gehirn kann man trainieren, es verhält sich hierbei also im Grunde wie ein Muskel –
wenn auch ein hochkomplexer.

Das ist ganz ähnlich wie ein bei einem Trampelpfad: Der
neue Weg ist erst klein, versteckt und schmal, und langsam – mit
jeder Benutzung – wird er breiter und klarer, und irgendwann
benutzen wir nur noch den neuen Weg. Der alte Angstpfad aber
wird immer schmaler und verwachsener, und irgendwann ist er
gar nicht mehr zu sehen.

Klare Worte:
Flugangst ist erlernt und kann auch wieder verlernt werden.

Meditation:

»Mir geht es gut, ich bin in Sicherheit. Ich entscheide mich dafür, mich meiner Angst zu stellen. Ich werde mich ihr, sooft es geht (sooft ich es aushalte), aussetzen. Dabei bleibe ich achtsam, beobachte, was um mich herum und mit mir geschieht. Ich behalte dabei die Kontrolle über mich und mache mir klar, dass ich aus freien Stücken in der Situation bin, in der ich gerade bin. Ich entscheide, ob und wie lange ich es will. Es ist MEINE Entscheidung. Es wird mir letztendlich guttun.«

2.25 Geduld ist hilfreich

So wie Ängste eine Weile für ihre Entstehung brauchen, so brauchen sie auch eine gewisse Zeit, um wieder zu vergehen. Hier geht es nicht um Höchstleitungen und Bestzeiten. Hier geht es um ein individuelles, sinnvolles, achtsames Vorgehen, um nachhaltige Ergebnisse zu erzielen. Je länger wir bereits unter Ängsten leiden, desto länger wird es auch dauern, mit ihnen klarzukommen.

Wenn uns jemand die sofortige Befreiung von der Angst in wenigen einfachen Schritten verspricht, sollten unsere Alarmglocken schrillen. Solche Aussagen spielen mit unseren Hoffnungen und erzeugen letztlich einen unnötigen Erfolgsdruck. Wenn wir es nicht schaffen, dann sind wir die Versager! Das führt zu Stress, der ja bekanntlich direkt in die Angst führt.

Sollte es trotzdem einmal schnell gehen müssen, weil ein Flug aus familiären oder geschäftlichen Gründen einfach unvermeidlich ist, dann gibt es für diesen »Notfall« äußerst wirksame Medikamente – oder die etwas anstrengende, aber doch recht lohnenswerte »Augen zu und durch«-Methode, die wir aber nur echten Haudegen und Draufgängerinnen empfehlen.

Langfristig wird es aber auf jeden Fall mehr Sinn ergeben, wenn wir uns (siehe oben) die Chance, unsere Ängste zu ergründen, nicht entgehen lassen.

Meditation:

»Ich lasse mir genau die Zeit, die ich brauche. Ich gehe meinen Weg in meinem eigenen Tempo. So kann ich alles erreichen, was ich mir vorgenommen habe.«

2.26 Der Weg der kleinen Schritte

Jede Entwicklung hin zu einem »Besser« beginnt mit einem ersten kleinen Schritt. Und nach diesem folgt der nächste und der nächste und nächste. Große Herausforderungen sind einfacher zu bewältigen, wenn wir sie in kleine Einzelteile zerlegen, wenn wir uns kluge Zwischenziele stecken – auch, um immer wieder unser Belohnungssystem zu aktivieren. Wer nur an das große Ziel denkt, kann leicht den Mut verlieren. Die Frage lautet immer: Was ist der sinnvolle nächste Schritt? Und den mache ich dann in der angemessenen Zeit.

Meditation:

»Ich bin auf dem richtigen Weg. Ich habe mein Ziel vor Augen und werde es in angemessener Zeit erreichen. Manchmal muss ich auch eine Pause einlegen, das ist normal. Jeder Schritt bringt mich meinem Ziel näher und näher und näher.«

2.27 Angst ist keine Schande

Angst ist urmenschlich. Niemand muss sich für seine Angst schämen. Scham erhöht den Druck, den wir uns selbst machen, daraus entsteht Stress, und der macht wieder Angst. Wir alle kennen

Angstgefühle und sollten darauf vertrauen, dass wir Menschen einander in Angstsituationen Mitgefühl entgegenbringen.

Fragen wir uns doch einfach, wie wir selbst auf eine Person reagieren würden, die sich ängstlich oder verängstigt an uns wendet. Würden wir etwa ablehnend oder schadenfroh reagieren? Wenn wir nicht völlig abgestumpft sind oder sonst irgendwie emotional gehandicapt, dann werden wir verständnisvoll reagieren und versuchen, die Person zu beruhigen. Wir werden schlicht und ergreifend versuchen zu helfen, so gut wir es können.

Meditation:

»Wenn ich Angst habe, werden mir andere helfen wollen. Ich kann mich vertrauensvoll an andere Menschen wenden.«

2.28 Widerstand ist zwecklos

Eine alte Volksweisheit besagt: Wer mit dem Kopf durch die Wand will, tut sich weh. Und wie so oft ist das vollkommen richtig. Unser derzeitiges Ideal vom selbstbestimmten Menschen zeigt jedoch in eine ganz andere Richtung. Hier hat Erfolg, wer stark ist, wer sich durchsetzt, wer also mit dem Kopf durch die Wand will.

Es gibt Dinge im Leben, auf die wir keinen Einfluss haben *(die Wand)*. Wenn wir das nicht einsehen und nicht akzeptieren, dass wir es nicht ändern können, sondern es trotzdem erbittert versuchen *(mit dem Kopf)*, dann können wir nur scheitern *(das tut dann weh)*.

Da sich diese Sache nun mal nicht ändern lässt und die Wand eben stärker als unser Kopf ist, sollten wir den Widerstand aufgeben, den Druck rausnehmen und versuchen, das Beste daraus zu machen. Vielleicht bietet die Wand ja Schutz, oder zumindest können wir uns ein Weilchen an ihr anlehnen. Solange wir uns damit beschäftigen, was die Wand vielleicht Gutes bringt, rennen wir zumindest nicht mit dem Kopf dagegen. Und das reicht vorerst ja schon mal.

Auf das Fliegen übertragen bedeutet dies: Der Zeitpunkt, zu dem sich die Türen schließen und das Flugzeug sich endgültig zum Rollfeld begibt, ist für viele Menschen mit Flugangst ein besonders heikler Moment. Jetzt gibt es tatsächlich kein Entkommen mehr. Sich nun immer mehr in diese Gedanken zu versteigen, führt geradewegs in die Panik. Besser lassen wir uns in den Sitz sinken, atmen ruhig, denken an den Moment der glücklichen Ankunft oder etwas anderes Schönes und geben die Verantwortung für die Dauer des Flugs ganz und gar an die Flugzeug-Crew ab. Danach können wir wieder das Kommando übernehmen und stark und tapfer gegen alles kämpfen, was wir für bekämpfenswert erachten. Und nur, weil wir für einen Moment eingesehen haben, dass es so das Beste war, sind wir noch längst keine Schwächlinge. (Und selbst wenn: Dann waren wir eben Schwächlinge – aber zumindest entspannte …)

> **Meditation:**
>
> *»Ich akzeptiere, dass ich an manchen Dingen im Moment nichts ändern kann.*
>
> *Ich ergebe mich, gebe ab und schaffe es, das Unausweichliche zu wollen (mich also nicht mehr ausgeliefert zu fühlen) und dann das Gewollte zu lieben. Es ist o. k., wie es ist. Ich bin damit einverstanden, ich nehme die Situation an. Es geht mir ausgezeichnet!«*

3 Spezifische Interventionen zur Selbsttherapie

Alles Leben ist Veränderung.

Den allerersten Schritt hin zu einem entspannten Umgang mit unserer Angst haben wir bereits getan. Wir haben uns bewusst gemacht, dass wir unter dieser Situation leiden, und haben beschlossen, das nun zu ändern. Wir haben die Zügel in die Hand genommen – weg vom passiven Erdulden hin zum aktiven Gestalten. Jedem geglückten Unterfangen liegt ein guter Plan zugrunde. So ist es auch, wenn wir bestimmte persönliche Verhaltensweisen ablegen oder ändern wollen. Es ist sinnvoll, sich zu überlegen, was und wie man etwas erreichen will.

Überblick: Schritt für Schritt raus aus der Angst

1. Die Exploration der angstauslösenden Situation

Zuallererst ist es wichtig, dass wir unser Problem genau erkennen und kennenlernen. Das beinhaltet eine umfangreiche Untersuchung des Problems und der Angstsituation im Speziellen. Wir müssen unsere aktuellen Lebensumstände und die daraus resultierenden Belastungen genau betrachten, denn oft ist Angst nur in diesem Kontext zu verstehen.

2. Die Zieldefinition

Danach sollten wir uns ein klares Ziel setzen und einen Zeitraum, in dem wir es erreichen wollen. Am besten legen wir das gewünschte Flugziel und den Flugtermin bereits fest. Das kann uns auch als Motivation dienen.

3. Das Entdecken der eigenen Ressourcen

Wir sollten im Vorfeld genau untersuchen, welche Ressourcen uns zur Verfügung stehen. Meist verfügen wir über Fähigkeiten, die uns bei der Überwindung der Flugangst sehr gut helfen können. Wir suchen nach all unseren Stärken, aber auch nach hilfreichen Freunden und bestärkenden Tätigkeiten.

In einem Ressourcenprotokoll können wir ganz genau aufschreiben, worin wir gut sind, welche Situationen wir bereits so gemeistert haben, wie wir es uns wünschen. Welche Eigenschaften können wir einsetzen (z. B. logisch denken, Intuition), wer und was kann uns unterstützen und bestärken (z. B. Sport, Freunde, Bewegung)?

4. Die Wahl der Methode

Danach gilt es, aus den hier angebotenen Möglichkeiten die passende Methode auszuwählen. Unsere Ressourcen haben darauf einen wichtigen Einfluss. Dazu gehören auch unser Zeit- und Geduldpotenzial. Es ist wichtig, dass wir uns hierbei richtig einschätzen, sonst kommt es zu Frustration, und die ist kontraproduktiv. Die Selbsthypnose bildet in allen Modellen das zentrale Werkzeug, mit dem wir während unserer Veränderungsarbeit operieren.

5. Selbstwirksame Übungen

Danach geht es an die Arbeit: die Umsetzung der geplanten Veränderung. Wer will, kann dafür einen sogenannten Trainingsplan erstellen. Wem das zu streng erscheint, der folgt einfach seinen inneren Impulsen. In dieser Phase heißt es: üben, ausprobieren, Rückschläge einstecken, weiterkommen, weiterüben, üben und nochmals üben. Mit der Zeit stellen sich erste Erfolge ein, manchmal geht es schneller, manchmal dauert es ein Weilchen.

Durchhaltevermögen und Geduld sind gefragt. An dem vorher festgelegten Termin folgt dann der erste Flug – und damit ist das Ziel erreicht!

6. Die Erfolgsüberprüfung

Haben wir es geschafft?

Zum Abschluss überprüfen wir anhand der Ziel- und Erfolgsdefinition, ob wir tatsächlich dort angekommen sind, wo wir hinwollten.

Die Schritte im Detail:

3.1 Die Exploration der angstauslösenden Situation

Wir alle sprechen mit uns selbst. Vielleicht nicht laut, das empfinden viele von uns dann doch als zu schrullig, doch im Inneren führen wir ständig gedankliche Selbstgespräche.

Angstpatienten neigen dazu, sich in solchen Gedankengesprächen selbst abzuwerten – sie haben kein Verständnis für ihr eigenes Symptom. Das ist falsch. Es ist wichtig, dass wir mit unseren Symptomen verständnisvoll umgehen. Ziel der ersten Auseinandersetzung mit unserer Angst ist es, sie als unsere eigene Schöpfung anzunehmen – Hoffnung auf- und Hilflosigkeit abzubauen!

Der Blick nach innen:

Denken Sie einen Moment darüber nach, wie Sie reagieren würden, wenn ein Freund oder eine Freundin so mit Ihnen sprechen würde, wie Sie selbst es mit sich tun.

Oder wie Ihre Freunde reagieren würden, wenn sie sich mit einem Problem an Sie wenden und von Ihnen so behandelt würden, wie Sie mit sich selbst umgehen.

Was für eine Erleichterung, wenn wir uns erst einmal unseren Ängsten stellen, sie nicht mehr verstecken müssen, wenn wir die Bewältigung der Krise endlich in die Hand nehmen. Dafür ist im Vorfeld ein wenig Aufklärungsarbeit nötig, denn wenn wir ein Problem nachhaltig aus der Welt schaffen wollen, müssen wir es genau kennen! *Je mehr Details wir zusammentragen, desto besser!*

Wir können das oben angesprochene Phänomen als Aufklärungswerkzeug für unsere angestrebte Veränderungsarbeit nutzen. Bei den Mitteln der Untersuchung können wir unserer Fantasie freien Lauf lassen. Vielleicht bitten wir einfach eine gute Freundin oder einen guten Freund, uns dabei zu helfen. Dabei schildern wir unser Problem in allen Einzelheiten, und zwar so genau, dass unser Gegenüber am Schluss des Gesprächs unser Problem oder unsere Angst auf allen Ebenen versteht und kennt. »Was muss ich wissen, um dein Problem verstehen zu können? Wie fühlt es sich an?«

Wem das schwer fällt, der versucht es in einem einfachen Selbstgespräch. Wir könnten aber auch einen Brief an einen fiktiven Therapeuten schreiben, in dem wir das Problem eingehend schildern. Dann schicken wir den Brief an uns selber oder wir machen einen langen Gedankenspaziergang, bei dem wir uns vornehmen, den gesamten Komplex unserer Problematik zu erleuchten. Wir können dazu auch Interventionen der Hypnosetechniken nutzen.

Bei der Untersuchung unserer angstauslösenden Situation geht es auch darum, das Zusammenwirken verschiedener Problembereiche zu verstehen. Hinter unseren Symptomen stehen individuelle, oft existenzielle Fragen. Und es dient uns als Vorteil, die gesellschaftlichen und individuellen Dimensionen, die hinter unserer Angst liegen, zu begreifen, statt ausschließlich das Symptom selbst zu bekämpfen. Wir stehen am Anfang eines großen Veränderungsprozesses, der – soweit wir es zulassen und wünschen – auch zu einer grundlegenden Bewusstseinsveränderung und somit zu einer veränderten Lebenseinstellung führen kann.

Gerald Hüther (2005) macht darauf aufmerksam, dass Angst immer dann auftritt, wenn die planierten Lebenswege zur Lösung eines neu entstehenden Lebensproblems nicht mehr ausreichen, wenn Krisen entstehen. Dann wird die Angst auch zum Wegweiser für Trampelpfade, die neue Bewältigungen ermöglichen. Er weist darauf hin, dass das Umgestalten ein biologischer Vorgang ist, der Zeit braucht.

Im Aufbau einer positiven Erwartungshaltung während dieser Untersuchungen sind folgende *drei Botschaften* hilfreich:

- Erstens: Sehr viele Menschen haben Angst – ich bin nicht die oder der Einzige.
- Zweitens: Das Symptom »Flugangst« ist sehr gut bekannt.
- Drittens: Ich trage alle Selbstheilungskräfte in mir, darf mir aber auch von anderen helfen lassen.

Ein Angstprotokoll erstellen

Eine gute Explorationsmethode, um unser Angstverhalten besser kennenzulernen, ist das Erstellen eines Angstprotokolls. Dazu bewerten wir unsere individuellen Angst- und Stresspegelstände auf einer gedachten Skala von eins bis zehn (Visuelle Analog-Skala, VAS). Das ist wichtig für die Wahl der Interventionen bzw. Anleitungen, nach denen wir im Verlauf des Veränderungsprozesses arbeiten wollen. Es ist aber auch unerlässlich, um spätere Erfolge ablesen zu können.

Wir gehen dabei wie folgt vor: In einer leichten meditativen Trance imaginieren wir den Reisetag möglichst detailgenau. Es geht darum, die (konditionierten) Auslöser unserer Angst zu ermitteln.

Der Blick nach innen: Ein Angstprotokoll

»Ich lasse alle aufkommenden Gefühle zu, ich beobachte und beschreibe die äußere Umgebung und die Reaktionen meines Körpers. Ich lasse alle Gefühle zu und bleibe lange genug in den Situationen, um alle Gefühle wahrzunehmen, bevor ich zur nächsten weitergehe. Vom Vorabend des Flugs über die Nacht davor, den Morgen, das Aufstehen, den Tagesbeginn, die Fahrt zum Flughafen, das Betreten des Terminals, das Check-in am Schalter, die Bordkartenkontrolle, die Sicherheitskontrolle, die Passkontrolle, das Begehen des Duty-free-Bereichs bis hin zum Ankommen am Abflug-Gate. Nun höre ich das Aufrufen des Flugs, das Einsteigen beginnt, den Sitzplatz finden, das Gepäck verstauen, die Sicherheitsvorführung ansehen, das Zurückschieben des Flugzeugs, das Rollen des Flugzeugs am Boden, der Start, die verschiedenen Flugphasen, unruhige Phasen, Turbulenzen, und je nach Flugdauer die Serviceabschnitte, der Bordverkauf, die Ansagen, die Bordunterhaltung, die Sitzbedienung, der Sinkflug bis zur Landung.«

Nach der Trance halten wir unsere Erkenntnisse in einem möglichst genauen Angstprotokoll schriftlich fest. Dabei versehen wir alle Schlüsselphasen der Reise mit Angaben über unsere einzelnen Angst- und Stresspegelstände. Nach der Auswahl, dem Erlernen, Einüben und der Anwendung der ausgewählten Anleitungen und Interventionen können wir dann im Vergleich feststellen, wie und wo es zur Besserung kommt. Das macht unsere Fortschritte auf dem Weg zum Erfolg auch als kleine Einheiten sichtbar.

3.2 Die Zieldefinition

Wie können wir ein »smartes« Ziel entwickeln?

Wohin soll die Reise gehen? Diese Frage sollten wir uns zu Beginn der Arbeit an unserem gewünschten Veränderungsprozess stellen. Bevor wir mit unserem Training loslegen, sollten wir uns also fragen, was genau wir erreichen wollen.

Was genau ist mein Ziel?
Ein Ziel ist ein zukünftiger, wünschenswerter Zustand.

Ohne klare Vorstellung von diesem Zustand verlieren wir leicht die Orientierung und die Motivation. Und fehlt es dann an klaren Erfolgserlebnissen. Und ohne die macht die Arbeit an einem Veränderungsprozess keinen Spaß.

Es ist wichtig, dass wir unser Ziel positiv formulieren, dass wir in der Lage sind, alle Schritte zum Erreichen des Ziels tatsächlich selbst zu unternehmen, dass wir uns nicht unter- und nicht überfordern, dass wir spezifisch und eindeutig formulieren, wohin die Reise gehen soll. Mit einem Wort: Wir brauchen ein SMARTES Ziel.

Das Wort SMART steht für fünf Kriterien, die unsere Zielformulierungen erfüllen sollten:

Spezifisch oder sinnesspezifisch

Unsere Zielformulierung ist sinnlich konkret und auf ein genaues Umfeld bezogen.

(»Ich werde ganz entspannt nächste Woche auf meinem Flugzeugsitz Platz nehmen.«)

Messbar
Unsere Formulierung erhält ein überprüfbares, sinnlich konkretes Kriterium für ihre Erfüllung. Was müssen wir sehen, hören, fühlen, um zu wissen, dass das Ziel erreicht wurde. Dazu sollte unser Ziel positiv formuliert sein, d. h., wir sollten Negationen wie »Ich möchte mich nicht mehr ängstigen!« oder Vergleiche wie »Ich will besser sein als XY!« vermeiden. Besser ist es, wir sagen klar, was wir wollen.

(»Ich will nächste Woche nach XY fliegen!«)

Attraktiv

Das Erreichen des Ziels muss für uns attraktiv und erstrebenswert sein.

(»Welche Freude, wenn ich voller Stolz in XY ankommen werde ...«)

Realistisch

Unser Ziel ist so formuliert, dass nur solche Verhaltensweisen zu seinem Erreichen erforderlich sind, die wir selbst ausführen können und wollen.

(»Auch wenn ich noch ein wenig nervös sein werde, werde ich es schaffen ...«)

Terminiert

Unser Ziel braucht ein Datum, zu dem wir es erreichen werden.

(»In drei Wochen werde ich fliegen!«)

Unter einem klaren Ziel verstehen wir demnach ein konkretes, sinnlich wahrnehmbares und erwünschtes Ergebnis.

Am Anfang sind Ziele oft nach dem Motto »ganz oder gar nicht« formuliert: »Entweder es klappt oder ich werde nie wieder fliegen!«

Mit der Zeit werden wir feststellen, dass der gelungene Veränderungsprozess dynamischer wird und wir die Ziele modifizieren dürfen. Zwischentöne rücken in den Fokus der Möglichkeiten:

Es ist wichtig, dass wir uns den individuellen Raum zwischen 0 % (nicht fliegen können) und 100 % (völlig angstfrei fliegen) vor Augen halten und begreifen, dass es für einen Flug ausreicht, die Kontrolle über unsere Gefühle zu haben. Es genügt vollends und ist vielleicht plötzlich durchaus akzeptabel, dass wir in Zukunft nervös auf unsere Flüge gehen! (Wir müssen nach erfolgreicher Veränderung ja nicht gleich zum begeisterten Flieger werden ... aber dürfen tun wir das schon!)

Je mehr wir die übliche Haltung der »Weg-von-Wünsche« umwandeln in »Hin-zu-Wünsche«, also genauere eigene Vorstellungen formulieren, die uns aktiv und optimal fordern, desto besser wird uns die Veränderung zum Guten hin gelingen.

Wir wollen also weg von »Ich will meine Angst loswerden!« hin zu »Ich werde ganz entspannt auf meinem Flugzeugsitz Platz nehmen und möchte mich in aller Ruhe im Flieger umsehen und die Sonne über den Wolken genießen«.

Es sei nochmals betont: Die Therapieforschung zeigt immer wieder, dass sich gelungene Veränderungen an ganz konkreten Zielen fokussiert haben. Deshalb ist es so wichtig, ein genaues Therapieziel zu definieren!

Vielleicht haben Sie schon einmal ein Fahrsicherheitstraining (wie sie der ADAC oder der ÖAMTC anbieten) absolviert und können sich erinnern: Eine der wichtigsten Lektionen ist, dass man sich in einer brenzligen Situation immer auf den Weg, auf die Lücke, die aus der Gefahrensituation herausführt, konzentrieren soll, auch wenn sie noch so klein erscheinen mag (und nur ja nicht auf den Unfall oder die Gefahr). Denn dann fährt man ganz automatisch in die richtige Richtung. Unser Ziel ist genau diese Lücke!

Kriterien für ein wohlgeformtes Ziel

Um die Chance auf Verwirklichung zu erhöhen, wurden verschiedene Kriterien für die Wohlgeformtheit eines Ziels entwickelt. Wenn wir diese Kriterien anwenden, werden aus Wünschen oder Träumen konkrete, realistische Ziele.

Fragen wir uns deshalb:

- »Was genau möchte ich statt der Symptome erreichen?«
- »Woran werde ich merken, dass ich mein Ziel erreicht habe?«
- »Wie werde ich es körperlich spüren? Wann? Wo? Mit wem?«
- »Wie reagiert meine Umgebung darauf?«
- »Könnte es sein, dass ich (zu) perfektionistisch bin – also mein Anspruch an mich selber ein (zu) hoher ist?«
- »Habe ich mir zu viel aufgehalst? – Wie viel arbeite ich täglich?«
- »Was tut meinem Organismus gut?«

Fragen nach Ausnahmen und Unterschieden können Klarheit schaffen und manchmal Lücken aufzeigen. Es lohnt sich, diese Situationen zu beachten:

- »Hatte ich schon einmal keine Angst beim Fliegen oder vielleicht weniger Angst?«

Wichtig ist auch ein »Ökologie-Check«:

- »Ist es die Mühe wert? Was gebe ich auf? Stimme ich den Konsequenzen zu?«

Ebenso hilfreich sind Fragen nach vorhandenen Ressourcen: (siehe voriger Abschnitt). Ein realistischer Zeitrahmen ist unerlässlich:

- »Wie lange gebe ich mir dafür Zeit?«
- »Was ist der erste Schritt in die richtige Richtung?«

Wir sollten auch daran denken, dass das angebotene Symptom eventuell ein dahinterliegendes Thema verbirgt, und uns fragen:

- »Ich stelle mir vor, meine Flugangst ist verschwunden und ich kann wieder ganz sicher und entspannt auf einen Flug gehen – wären die Schwierigkeiten, weswegen ich eine Veränderung angestrebt habe, damit beseitigt?«

Der Blick nach innen:

Erschaffen Sie von sich und ihrem Therapieziel (»Ich setze (!) mir das Ziel ...«) eine imaginäre Skulptur in einem Raum. Versuchen Sie nun, sich und die Skulptur genau zu betrachten. Achten Sie dabei auf Größenverhältnisse, Entfernungen etc.

Das ist eine gute Möglichkeit, eine Vorstellung davon zu erhalten, wie groß (vielleicht zu groß?) und wo (nah oder fern) im Raum unser Ziel ist – im Vergleich zur eigenen Person.

> **Klare Worte:**
> Nur wer sein Ziel klar formuliert, hat auch die Chance, es zu erreichen.

Zehn förderliche Vorannahmen

Wir können folgende zehn förderliche Vorannahmen im Hinterkopf behalten. Sie werden unsere Ziele und die Arbeit effektiver und effizienter machen:

1. Jedes (auch jedes unerwünschte) Verhalten wird durch eine positive Absicht motiviert und ist Teil des Veränderungsprozesses.
2. Für jedes Verhalten gibt es Umstände, unter denen es sinnvoll sein kann.
3. Ich habe alle Ressourcen für die gewünschte Verhaltensänderung in mir.
4. Wenn etwas nicht funktioniert, tue ich etwas anderes.
5. Je mehr Wahlmöglichkeiten ich habe, desto besser.
6. Kommunikation und Erfahrungsprozesse laufen immer über mehrere Sinneskanäle.
7. Das Unbewusste ist mächtiger als der bewusste Verstand.
8. Es gibt keine Probleme, sondern nur Entwicklungsmöglichkeiten.

9. Alles kann erreicht werden, wenn die Aufgabe in ausreichend kleine Stücke aufgeteilt wird.
10. Widerstand im Prozess bedeutet mangelnde Flexibilität in der Auswahl meiner Mittel.

Im Verlauf eines selbst herbeigeführten Veränderungsprozesses sind wir immer wieder mit Phasen der Unsicherheit konfrontiert. Es überkommen uns Zweifel, ob wir noch auf dem richtigen Weg sind, ob das alles einen Sinn ergibt und wir überhaupt weiterkommen. Das ist normal. Akzeptieren wir auch diese Eindrücke – im Grunde sind sie ein Zeichen dafür, dass etwas in Bewegung geraten ist. Schließlich verlassen wir altbekannte Pfade und gehen neue Wege. Es ist normal und selbstverständlich, dass wir uns dabei manchmal ein wenig unsicher fühlen. In der Übergangsphase passen die alten Verhaltensweisen oft nicht mehr, aber die neuen sind noch nicht vertraut genug.

Bei gutem Wetter werden wir auf unserer Entdeckungsreise sicherlich gut allein zurechtkommen. Sollte aber einmal Sturm aufkommen, können wir uns guten Freunden, einer Therapeutin oder einem Arzt anvertrauen, die uns metaphorisch gesprochen als »Bergführer« (bietet sich in Österreich an) oder »Schiffskapitän« ein Stück des Wegs begleiten können.

3.3 Entdeckung der Ressourcen

Wir wollen die eigenen Stärken unter die Lupe nehmen. Es kann uns enorm helfen, wenn wir ein sogenanntes Ressourcenprotokoll verfassen. Dabei versuchen wir, uns alle Dinge, Personen, Gedanken, Fähigkeiten, die uns in einer Angstepisode oder in anderen Schwierigkeiten schon einmal hilfreich unterstützt haben, vor Augen zu führen, und zwar auch wieder möglichst detailliert, und diese ebenfalls aufzuschreiben. Dies ist das Gegenstück zum Angstprotokoll.

- »Wo liegen meine Kompetenzen?«
- »Wo nutze ich sonst meine Kompetenzen?«
- »Welche weiteren Ressourcen werden noch gebraucht?«
- »Was verhilft mir zu mehr Sicherheit?«
- »Wo fühle ich mich gut und stark und warum?«
- »Welche Auslöser gibt es dafür?«

Wir fragen uns viel zu oft, was während eines Flugs (oder einer beliebigen anderen Situation) schiefläuft. Jetzt fragen wir uns mal, was gut läuft.

Wir sollten dies möglichst in allen Einzelheiten aufschreiben und ebenfalls auf einer Skala von 1 bis 10 bewerten.

Der Blick nach innen:

Fragen Sie sich einmal, woran es liegt, wenn Sie rundum glücklich sind.

Unser seelisches Immunsystem

Wie kommt es, dass manche Menschen schon von den leichtesten Widrigkeiten aus der Bahn geworfen werden, wo hingegen andere schwere Schicksalsschläge wie den Verlust von nahestehenden Menschen, schwere Krankheiten oder lang anhaltende Arbeitslosigkeit scheinbar unbeschadet überstehen? Das Geheimnis liegt in einer Fähigkeit, die wir uns am Besten als psychisches Immunsystem vorstellen können. Sie lässt uns schwere Lebenskrisen durch Rückgriff auf persönliche Ressourcen meistern und sie als Anlass für Entwicklungen nutzen. Diese Fähigkeit wird Resilienz genannt. Sie kann also als eine der stärksten Ressourcen zur Bewältigung von schwierigen Lebenssituationen gelten.

Was ist Resilienz?

Resilienz bezeichnet die Stärke eines Menschen, Krisen ohne anhaltende Beeinträchtigung durchzustehen. So werden z. B. Kinder als resilient bezeichnet, die in einem schwierigen Umfeld aufwachsen, das durch Risikofaktoren wie Armut, Drogen oder Gewalt gekennzeichnet ist, und sich dennoch zu erfolgreich sozialisierten Bürgern entwickeln. Als resilient werden auch Menschen bezeichnet, die nach einem Trauma wie etwa dem plötzlichen Verlust nahestehender Angehöriger oder im Krieg nicht aufgeben, sondern die Fähigkeit entwickeln, zuversichtlich weiterzumachen.

Resiliente Personen haben erlernt, dass sie es sind, die über ihr eigenes Schicksal bestimmen. Sie begegnen anderen Menschen in der Regel mit Verständnis, Wohlwollen und Mitgefühl. Sie sind bemüht, anderen zu helfen, und davon überzeugt, dass diese – wenn nötig – sich ebenso hilfsbereit verhalten werden. Sie sind begeisterungsfähig, gesellig, aktiv, gesprächig, personenorientiert, herzlich und optimistisch. Sie vertrauen nicht auf Glück oder Zufall, sondern nehmen die Dinge selbst in die Hand. Sie begegnen Neuem offen und greifen zu, wenn sich neue Möglichkeiten bieten. Sie haben ein realistisches Bild von ihren Fähigkeiten und ein aktives Interesse daran, neue Erfahrungen zu machen. Resiliente Personen handeln meist gewissenhaft, sorgfältig, verantwortlich, zuverlässig und überlegt. Mit anderen Worten: Offenheit, Vertrauen und Achtsamkeit führen zu einem gesunden Gemütsleben.

Versuchen wir also, die oben genannten Ich-Anteile unserer Person zu stärken und weiterzuentwickeln, dann werden wir über kurz oder lang eine verlässliche psychische Stabilität, also eine hohe Resilienz erreichen, sodass wir schwierige Situationen angstfrei und ohne bleibenden Schaden meistern können. Ebenso wie unser Immunsystem können wir auch unsere psychische Widerstandskraft stärken, und zwar unter anderem durch:

- regelmäßige Entspannung
- positive Affirmationen und Gelassenheit (»Let it go …«)
- Humor
- körperliche Betätigung
- Exposition statt Vermeidung
- positiven inneren Dialog
- gesunde Ernährung

Zehn Empfehlungen für mehr Resilienz

1. Lenken Sie den Blick in die richtige Richtung, also in Richtung Lösung. (Belastende Situationen lassen sich nicht verhindern, aber die persönliche Art und Weise, darauf zu reagieren, schon.)
2. Trauen Sie sich etwas zu und entwickeln Sie Vertrauen in Ihre Fähigkeit, Probleme zu lösen.
3. Pflegen Sie Kontakte zu Familienmitgliedern und Freunden, die Ihnen guttun.
4. Halten Sie sich geistig und körperlich fit.
5. Setzen Sie sich realistische Ziele.
6. Akzeptieren Sie, dass Veränderungen zum Leben gehören.
7. Treffen Sie aktiv Ihre Entscheidungen.
8. Lernen Sie aus Krisensituationen.
9. Behalten Sie eine langfristige Lebensperspektive.
10. Bleiben Sie immer optimistisch.

Klare Worte:
Realität existiert nicht. Wir erschaffen sie – mit unseren Reaktionen auf äußere Umstände und unseren Bewertungen von Ereignissen. Wie unser Leben aussieht – und in welcher Verfassung wir es erleben – haben wir selbst in der Hand.

3.4 Die Wahl der Methode

The man who says it can't be done,
is always interrupted by the man who just did it!

Grundsätzlich ist die in diesem Buch vorgestellte selbsttherapeutische Bearbeitung der Flugangst eine lösungsorientierte Maßnahme. Wir versuchen, mit unserer Aufmerksamkeit auf die Lösung des Problems zu lenken. Wir leben in die positive Zielsituation hinein.

Wenn etwas funktioniert, dann machen wir mehr davon. Wenn etwas nicht funktioniert, dann probieren wir etwas anderes. Es gibt keine festgelegten Regeln. Wir sind es selber, die an jedem Punkt über den Verlauf der Veränderungsarbeit bestimmen.

Auf den nächsten Seiten findet sich eine große Auswahl an Selbsthypnoseanleitungen, mit denen wir verschiedene Aspekte unserer Schwierigkeiten bearbeiten können. Ob man eher zu jenen gehört, die sich ein Intensivprogramm vor einem bevorstehenden Flug zusammenstellen, oder zu jenen, die auch Ursachenforschung betreiben wollen, ob wir täglich mehrmals zu immer gleichen Tageszeiten oder je nach Lust und Laune üben wollen, das können nur wir selbst herausfinden. Es gibt da kein allumfassendes Rezept, nach dem wir handeln sollen. Einzig wichtig ist es, möglichst oft und regelmäßig zu üben.

Empfehlenswert ist es, sich zu fragen, wie viel Zeit pro Tag wir erübrigen können (und sich dabei realistisch einzuschätzen!), ohne mit anderen Gewohnheiten oder Verpflichtungen in zeitlichen Konflikt zu kommen. Wer enge Terminpläne hat, dem mag es richtig erscheinen, der Therapiearbeit einen immer gleichen Zeitpunkt zuzuweisen. Personen, die zeitlich weniger gebunden sind, bevorzugen vielleicht variable Übungszeiten.

Wir sollten keine Scheu haben, uns auszuprobieren, dann werden wir in kürzester Zeit ohne große Anstrengung und mir viel Freude die richtige Methode finden.

Auch bei den einzelnen Hypnoseanleitungen lassen wir uns ganz von unserer Neugier leiten. Was uns am spannendsten erscheint, das versuchen wir einfach mal. Auch hier werden wir rasch unsere Hitliste erstellen können. Wir können natürlich auch unserer Fantasie freien Lauf lassen und eigene Hypnosebilder und Reisen erfinden.

Hierbei gilt: »Energy flows, where attention goes« – worauf wir unsere Aufmerksamkeit lenken, dorthin fließt unsere Energie. Lesen Sie dazu diese schöne Geschichte:

> Ein Jüngling kommt zu einem weisen, alten Schamanen und fragt diesen:
>
> »*Sag mal, kannst du mir sagen, was in uns Menschen, in unserem Inneren, in unserer Seele vor sich geht?*«
>
> »*Mein Sohn, das ist so: Jeder Mensch trägt zwei Tiere in sich.*
>
> *Eines verkörpert das Gute, die Liebe, die Freude, die Güte, das Mitgefühl, die Hilfsbereitschaft, das Verzeihen.*
>
> *Das andere verkörpert alles Schlechte und Üble in uns, die Angst, den Neid, den Hass, die Gier, den Zorn, die Rücksichtslosigkeit.*
>
> *Diese beiden Tiere in uns bekämpfen einander fortwährend.*«
>
> Darauf der Jüngling:
>
> »*Schön und gut, aber wer gewinnt denn nun von den beiden?*«
>
> »*Es gewinnt das Tier, das du fütterst!*«
>
> (alte Indianerweisheit)

Klare Worte:
Den Blick aufs Ziel gerichtet, habe ich keine Angst vor Experimenten!

Stürzen Sie sich ins Abenteuer. Finden Sie heraus, was Ihnen guttut. Erlangen Sie so etwas wie ihre persönliche Wohlfühl- und Stärkungsroutine.

3.5 Selbst wirksam sein

Im folgenden Abschnitt lernen wir eine Reihe selbstwirksamer Methoden kennen:

1. Allgemeine ichstärkende Maßnahmen
2. Anleitungen zur Induktion
3. Die Trancearbeit
   – Der sichere Ort
   – Emotionelle Anker
   – Übungen zur inneren Kommunikation
   – Übungen zum inneren Wandel
   – Verhaltenstraining
   – Unterstützende Maßnahmen
4. Anleitungen für posthypnotische Suggestionen
5. Beenden der Trance

3.5.1 Allgemeine ichstärkende Übungen

Mit der Optimierung folgender Alltagssituationen lässt sich viel erreichen und vorbeugen, denn wir wissen, dass die ersten Panikattacken oft nach einer Periode großer Belastung auftreten. Diese Belastung ist meist die Summe aus vielen Details. Oft genug stellt sich heraus, dass wir zu wenig auf uns schauen und sich unser momentanes Leben in einer Schieflage befindet: Ein Zuwenig an Sport, Schlaf, Entspannung, Freude an den kleinen Dingen, befriedigender Sexualität, Urlaub, schönen Erlebnissen usw. steht einem Zuviel an Stress, Streit, Problemen, Krankheiten usw. gegenüber.

Da wird am Vorabend des Flugs noch bis spät in die Nacht gearbeitet, zu viel Alkohol und Kaffee getrunken, es werden unzählige Zigaretten geraucht, zu üppig gegessen, mit dem Partner gestritten, der Schreibtisch quillt über, Freunde wurden vernachlässigt, die Jahreskarte im Fitnessklub wurde schon vor drei Monaten entsorgt und der letzte gemütliche Spaziergang oder eine flotte Wanderung ist schon viel zu lange her.

Meditation:

»Mache es dir so richtig bequem auf der Unterlage … und du kannst es jetzt einmal so richtig genießen, nichts tun zu müssen … alles ist in Ordnung … du kannst eintauchen in eine angenehme Trance … ganz ohne Anstrengung … denn Hypnose geht ganz leicht … in deiner eigenen inneren Zeit … mit jedem Ausatmen kannst du tiefer einsinken in wohliges Loslassen … Im Körper kann es sich vielleicht schon schwerer anfühlen … oder auch leichter … während du in deiner inneren Welt einen schönen Spaziergang machen kannst … zu deinem sicheren Ort … einem Ort, an dem du dich wirklich wohlfühlen kannst … einem Ort, an dem du auch deine heilsamen Wesen und liebevolle Gestalten aus Märchen und Mythen einladen kannst … Wesen, die dir wohlwollend und liebevoll ihre Begleitung anbieten … an diesem Ort, wo alle Dinge bald viel klarer werden … in einem fernen Land … in einer ganz anderen Zeit … ein Traumland voller guter Träume … wo alles Belastende draußen bleiben muss … wo Schwaches gestärkt wird … wo Verkrampftes gelöst wird … wo Flüchtendes Ruhe findet … wo Bedrohliches sich auflöst … wo Unsicheres Stabilität findet … wo es magische Orte gibt … mit starken Energien … wo es Licht mitten im Schatten gibt … wo sich tief greifende Veränderungen ereignen … wo du den Stier bei den Hörnern packen kannst … wo du mit beiden Beinen fest auf der Erde stehst … wie dieser Baum dort drüben … fest verwurzelt in der Erde … stark und doch biegsam … dem Sturm widerstehen kannst … wo alles Schwere ganz leicht werden kann … alles Belastende abfließen kann … wo der Wind durch die Blätter fährt … und dabei dir etwas Beruhigendes zuflüstert … eine Botschaft nur für dich … Kraft … Mut … Zuversicht … wundersame Worte … und du kannst weitergehen … und mit jedem Schritt tiefer gehen in wohliges Loslassen … es geschehen lassen … voller Vertrauen … dass du ab heute im Schlaf gute Träume haben wirst … denn deine Wesen sind immer für dich da … und spenden dir die Kraft … und den Mut … und die Zuversicht … während du in tiefer Ruhe alles Richtige empfangen kannst … und es versinken lassen kannst in innere tiefere Schichten … wo es auf fruchtbaren Boden fällt … und sich gute Gefühle von dort ausbreiten werden … die dir Freude bereiten werden … wo die Sonne durch die Wolken scheint … die Schönheit

der Natur im Sonnenlicht ... mit dem guten Gefühl ... jederzeit an diesen Ort zurückkehren zu können ... und ab jetzt voller Zuversicht ... und Mut ... und Kraft ... in genau dem Tempo ... das für dich angenehm und angemessen ist ... wieder in das Hier und Jetzt zurückkehren kannst ...«

Der Blick nach innen: Stresspegel senken

Denken und fühlen wir uns einmal in folgende Wortinhalte hinein:

Den Stresspegel können wir einige Tage vor dem Flug schon senken, indem wir weniger Termine annehmen, schwierige Termine auf die Zeit nach dem Flug verlegen, für ausreichend Schlaf sorgen, uns gesund und mäßig ernähren, Alkohol, Kaffee und Zucker meiden, für Bewegung an der frischen Luft sorgen ...

Könnten wir uns nicht mal wieder an wohltuende Szenarien unseres Lebens erinnern und in Fotoalben stöbern?

Wir können in der inneren Vorstellung an Orte unseres Wohlbefindens gehen, an denen wir uns ausgeglichen, entspannt, sicher und humorvoll gefühlt haben.

Worüber haben wir das letzte Mal so richtig herzhaft gelacht? Wann und wo durften wir so richtig kindisch sein?

Was könnten wir noch tun?

Zeit mit unserer Familie und unseren Freunden verbringen?

Kuscheln mit der oder dem Liebsten?

Meditieren und Selbsthypnose praktizieren?

Dabei gehen wir in Gedanken vielleicht an einen sicheren, friedlichen Ort und können dabei den eleganten Flug der Vögel bewundern, die sich ganz sicher durch die Lüfte bewegen!

Außerdem wissen wir doch, dass gute Gesellschaft ein Wohlfühlfaktor per se ist. Also, welche Person unseres Vertrauens könnten wir vielleicht auf die nächste Flugreise mitnehmen?

Wir können unser Symptom nur dann hinter uns lassen, wenn wir uns stark genug fühlen. Zu dieser Stärke müssen wir uns befähigen, und dazu gehören sowohl körperliches Wohlbefinden als auch seelische Ausgeglichenheit!

Achtsamkeitsübungen

Achtsamkeit ist die nach innen gerichtete Aufmerksamkeit auf den Körper, die Gedanken und die Gefühle. Durch sie können wir die Ursachen der Angst im eigenen Ich erkennen und lösen. Sie ist das eigentliche Ziel aller modernen, nicht ideologisch geprägten Meditationsformen.

Achtsamkeit ist deshalb so wichtig, weil sie uns hilft, uns selbst und unser Problem von außen zu betrachten. Aus der *Beobachterrolle* oder *Metaposition* haben wir mehr *Kontrolle über das Geschehen,* und wir können unsere Angst, unsere Probleme auch benennen, wie beispielsweise: »Eigentlich geht es bei meiner Flugangst um Unsicherheit. Denn ich möchte meinen Partner nicht zu Hause lassen. Wenn ich aber nicht fliegen kann, darf ich zu Hause bleiben. Also hat die Angst eigentlich was Gutes an sich.«

Damit wird das Muster unterbrochen, und es kommt zum *Reframing* der Angst, d. h. zu einer Neudeutung und Neubewertung in einem anderen Zusammenhang. So verliert die Angst nicht nur ihre negative Bedeutung, sondern kann sogar einen tieferen Sinn erhalten und darüber hinaus zu einer Ressource werden. Ängste vermitteln immer eine Botschaft. Es ist wichtig, diese Botschaft zu verstehen und aus ihr die richtigen Konsequenzen zu ziehen (zum Beispiel »Ich werde in Zukunft mehr Zeit mit meinen Lieben verbringen!«).

Eine wunderbare Methode, wie man ganz allgemein die Anspannung und Nervosität reduzieren kann, sind Achtsamkeitsübungen wie das »achtsame Spazierengehen« oder das »achtsame Essen«.

1. Achtsamkeitsmeditation: Achtsames Essen

»Ich richte meine Aufmerksamkeit auf alles, was sich gerade jetzt, in diesem Moment, so tut. Ich achte auf meine eigene Bewegung, auf das Gehen, und auf das, was ich sehe, rieche und höre.

Ich achte dabei gleichzeitig auf meine Atmung und beobachte, wie sich meine Atmung verändert, wenn ich schneller oder langsamer gehe. Ich versuche einmal, wirklich achtsam zu essen:

Dabei esse ich beispielsweise eine Rosine und nehme mir dafür wirklich viel Zeit. Ich halte sie in meinem Fingern, ich fühle das verschrumpelte Äußere, ich rieche den Duft, ich bewundere die dunkelbraune Haut. Ich stelle mir einmal in aller Stille ihre lange Reise vom Weinberg bis auf meinen Teller vor. Ich kaue die Rosine ganz lange und richte meine Aufmerksamkeit auf den fruchtigen, süßen Geschmack.«

2. Achtsamkeitsmeditation: Body-Scan

Wir können natürlich auch bei dieser Tranceanleitung jede beliebige Anredeform wählen, die uns angenehm ist.

»Stellen Sie sich vor, wie ein Scanner über Ihren Körper fährt … vom Scheitel bis zur Sohle … ganz langsam und ruhig … er fängt am Scheitel an … dabei registriert er alles ganz achtsam … wo ist es kühl … warm … eng … weit … angespannt … entspannt … welche Farben … welche Formen des Körpers … der Scanner macht alles ganz von alleine … fährt an Ihnen hinunter … er tastet das Gesicht ab … womit es sich gleichzeitig entspannt … erst noch die Stirn … dann die Augen … bis sie ganz entspannt in ihren Augenhöhlen liegen … wie zwei schöne klare Seen … sanft über die Wangen … ganz glatt und entspannt … die Nasenpartie … die Mundpartie … die Kehle … die Halsmuskeln … der Nacken ganz gelöst … tiefer und tiefer hinunter und dabei ganz achtsam alles wahrnehmen … die Schultern … die Brust … die Oberarme … die Ellenbogen … die Unterarme … die Handwurzeln … die Hände … den Bauchraum … das Becken … das Gesäß … die Oberschenkel … die Hüften … die Beine … die Oberschenkel … die Knie … die Unterschenkel … die Knöchel … die Füße … die Zehen … die Fußsohlen … alle Verspannungen lösen sich …«

3. Achtsamkeitsmeditation: Fragen an den Körper

»Setzen Sie sich gemütlich hin und hören Sie gut zu, was ich Ihnen erzählen werde. Ich möchte Ihnen eine Reihe von Fragen stellen. Obwohl jede Frage entweder mit Ja oder Nein beantwortet werden könnte, ist es nicht erforderlich, dass Sie ›Ja‹ oder ›Nein‹ aussprechen oder auch nur in Gedanken bejahen oder verneinen. Ihre eigene spezielle Reaktion auf die Frage stellt bereits die Antwort auf die Frage dar. Das wird im Verlauf unserer Übung ganz deutlich werden. Denken Sie nur daran, auf meine Fragen zu hören, und wundern Sie sich nicht, wenn Ihnen einige davon etwas ungewöhnlich vorkommen. Lassen Sie nur einfach auf jede Frage die entsprechende Reaktion zu. Dabei spielt es gar keine Rolle, wie Sie reagieren – es ist immer recht so. Falsch oder richtig gibt es nämlich hierbei nicht.«

5 Sekunden Pause

»Ist es Ihnen möglich, Ihre Augen zu schließen?«

5 Sekunden Pause

»Wenn sie jetzt noch nicht geschlossen sind, dann machen Sie sie nun bitte zu.«

5 Sekunden Pause

»Können Sie sich den Zwischenraum zwischen Ihren Augen vorstellen?«

5 Sekunden Pause

»Können Sie sich den Zwischenraum zwischen Ihren Ohren vorstellen?«

5 Sekunden Pause

»Können Sie sich bewusst machen, wie nahe Ihr Atem an den Augenhintergrund gelangt, wenn Sie Luft holen?«

5 Sekunden Pause

»Können Sie sich vorstellen, dass Sie sich etwas anschauen, das sehr weit entfernt ist?«

5 Sekunden Pause

»Können Sie bewusst spüren, wo Ihre Arme Ihren Körper berühren?«

5 Sekunden Pause

»Können Sie den Boden unter Ihren Füßen fühlen?«

5 Sekunden Pause

»Können Sie sich im Geiste eine schöne Blume vorstellen, die vor Ihnen schwebt?«

5 Sekunden Pause

»Können Sie sich Ihr Mundinneres bewusst machen?«

5 Sekunden Pause

»Und ist es Ihnen möglich, sich die Lage Ihrer Zunge im Mund deutlich zu machen?«

5 Sekunden Pause

»Können Sie auch den leisesten Hauch gegen Ihre Wange fühlen?«

5 Sekunden Pause

»Ist es Ihnen möglich wahrzunehmen, dass ein Arm entspannter ist als der andere?«

5 Sekunden Pause

»Können Sie irgendeine Veränderung in Ihrer Körpertemperatur feststellen?«

5 Sekunden Pause

»Können Sie sich wie eine Stoffpuppe fühlen?«

5 Sekunden Pause

»Können Sie sich vorstellen, dass Sie wie auf einer Wolke schweben?«

5 Sekunden Pause

»Oder fühlen Sie sich dafür viel zu schwer?«

5 Sekunden Pause

»Können Sie sich noch einmal vorstellen, dass Sie etwas weit Entferntes anschauen?«

5 Sekunden Pause

»Können Sie fühlen, wie Ihr Gesicht ganz weich wird?«

5 Sekunden Pause

»Sind Sie in der Lage, jetzt Ihre Augen zu öffnen?«

5 Sekunden Pause

»Und wenn Sie sie jetzt noch nicht geöffnet haben, machen Sie sie nun auf, recken und strecken Sie sich.«

4. Achtsamkeitsmeditation: Freie Gedanken

»Wenn Ihr Blick über diese Worte gleitet, und über dieses und auch das nächste, und Sie die Struktur der Buchstaben wahrnehmen und das betrachten, was hier so geschrieben steht, so nehmen Sie entweder jetzt oder in einigen Momenten wahr, wie es sich anfühlt, auf dem Stuhl zu sitzen, und Sie spüren, wie der Stuhl Sie trägt, und während Sie da sitzen, spüren Sie die Wärme Ihrer Hände, dort, wo sie jetzt ruhen, und Sie fühlen, wie Sie sich zunehmend wohler fühlen, und Sie können jetzt sofort beginnen, sich ganz zu entspannen und innerlich noch wohler zu fühlen und dabei wahrzunehmen, wie Ihr Bauch sich beim Atmen bewegt und er sich jedes mal hebt und wieder senkt, und wie der Brustkorb sich wölbt, und das ist ein Zeichen dafür, dass Sie sich noch leichter und fröhlicher fühlen, und wenn das mit Ihnen passiert, dann werden Ihre Gedanken freier strömen, und weil das die Voraussetzung für kreative Prozesse ist, werden viele neue Dinge entstehen, und wenn Sie diese Worte lesen, dann wird der Prozess des Loslassens noch rascher ablaufen, und wenn Sie das Gefühl Ihrer Hände wahrnehmen, so beginnen Sie, das wachsende Gefühl von Sicherheit zu genießen, dass das, was Sie vorhaben, gut gelingen wird ...«

Meditation: Das Wasserglas

Diese Trance dient zur inneren Reinigung und zur Erlangung innerer Klarheit. Was könnte Reinheit und Klarheit besser symbolisieren als ein Glas kaltes quellfrisches Wasser direkt aus den luftigen Höhen eines Gebirges. Die ist eine Trancereise, die wir immer wieder auch zur inneren Stärkung machen können.

Anleitung: Das Wasserglas

»Ich gehe mit der Methode meiner Wahl in eine Trance. Nach beliebig vielen Vertiefungen begebe ich mich auf eine Fantasiereise in die Bergwelt. Ich spüre dabei die kräftigen wohlriechenden Bergwiesen unter den Füßen, ich sehe das kurze gesunde Gras, atme den Duft der kleinen Bergblumen und der würzigen Kräuter ein ... nehme tiefe Atemzüge der klaren Luft ... spüre den Wind auf der Haut ... sehe weiße Schäfchenwolken am blauem Himmel vorbeiziehen ... ich spüre die Sonne auf meiner Haut, die in den Höhen der Bergwelt kräftig ist ... Lebenskraft und Freude durchströmt mich ... ich entdecke am Waldrand ein paar hellgraue, runde, große Findlinge ... langsam nähere ich mich den hellgrauen Felsen ... ich höre in nächster Nähe ein sanftes Glucksen ... ein Plätschern ... ein Murmeln ... eine Quelle entspringt zwischen den Steinen ... helles klares Wasser fließt heraus und mündet in einem kleinen Bächlein ... neben der Quelle auf einem kleinen Vorsprung steht ein glänzendes Glas ... ich höre das Plätschern ... ich fühle die Kühle der Quelle ... der Wind rauscht in den Baumkronen des nahen Waldes ... aus dem Wald dringen erdige Gerüche ... ich fülle das Glas mit dem kühlen Quellwasser ... ich hebe das Glas gegen die Sonne ... es glitzert klar und rein ... sehe ich etwas in der Spiegelung? ... nun setze ich das Glas an die Lippen und nehme den ersten Schluck ... herrlich ... es schmeckt kühl ... ein wenig nach Schnee ... ich trinke Klarheit ... nächster Schluck ... ich weiß, worum es geht ... nächster Schluck ... ich erkenne die tieferen Zusammenhänge ... das Wasser ist angenehm, es stillt meinen Durst ... nächster Schluck ... ich bin in Sicherheit ... nächster Schluck ... ich weiß Bescheid ... nächster Schluck ... ich kann meinem Wissen gemäß handeln ... nächster Schluck ... Klarheit ... nächster Schluck ... Reinheit ... nächster Schluck ... Vertrauen ... die Frische des kühlen Wassers durchdringt meinen gesamten Körper ... wann immer ich durstig bin und den Wunsch nach Klarheit empfinde, kann ich an diesen Ort zur Quelle meiner inneren Weisheit zurückkehren und mich mit dem klaren Wasser stärken.

So gestärkt verlasse ich danach ganz in meinem eigenen Tempo die Trance mit der Methode meiner Wahl.«

3.5.2 Übungen zur Einleitung der Selbsthypnose

Gute Atemübungen

Ein entspannter Organismus kann keine Angst haben!

Die richtige, bewusste, entspannende Atmung ist äußerst hilfreich und stärkend, auch wenn sie möglicherweise »Neuland« für uns ist.

Sie ist gleichermaßen als einleitende Methode für die Trance und als allgemeine Entspannungsmethode geeignet und wird essenzieller und somit fixer Bestandteil unseres Trainingsplans zur Angstbewältigung werden.

Bei unseren Atemübungen und besonders am Anfang einer Trance gibt es zwei wirksame Elemente, die wir aus der fremd geführten Hypnosetherapie übernehmen können: *Pacen* und *Leaden*.

Pacen bedeutet, dass wir unseren Atemrhythmus beachten und vorerst genau in diesem bestehenden Rhythmus unsere Tranceanleitungen geben.

Leaden bedeutet, dass wir im zweiten Schritt nun die Führung übernehmen. Mit langsamerem Sprachrhythmus verlangsamen wir auch unsere Atmung. So können wir weiter entspannen und tiefer in die Trance gelangen. Auch diese beiden Elemente können wir grundsätzlich am Beginn jeder Trance anwenden.

Wir wollen uns zwei Methoden ansehen: zuerst eine Tranceinduktion, dann eine entspannende Atemübung.

Anleitung: Richtiges Atmen als Tranceinduktion

Dabei achten wir zuerst auf unseren momentanen Atemrhythmus, und dann übernehmen wir bewusst die Anleitung des Atemrhythmus, indem wir immer langsamer und leiser sprechen und die Ausatmungsphase verlängern:

»Ich fange an mit einem langen, tiefen Atemzug … und ich kann ihn anhalten, solange ich will … und wenn ich den Atem lange

genug angehalten habe, dann kann ich mit einem Seufzer der Er-
leichterung wieder ausatmen … und dabei fühle … und spüre …
ich, wie ich eintauche … in dieses angenehme Gefühl der Entspan-
nung … und dabei immer auf das Ausatmen achte … und dabei
kann ich mit einem guten Gefühl der Erleichterung … mit einem
großen Seufzer der Erleichterung … ausatmen … und dabei mer-
ken … wie gut es sich anfühlt … an nichts denken zu müssen …
alles geschieht ganz von selbst … und mit jedem Ausatmen alles los-
werden … was nicht mehr gebraucht wird … sodass Platz gemacht
wird für das nächste Einatmen … und dabei alles einatmen … was
guttut … hilfreich ist … und heilsam … und ausatmen … was ich
nicht brauche … und Ruhe einatmen … und ausatmen … was nur
belastend ist … und Stille einatmen … und Ballast ausatmen … und
Wohlbefinden einatmen … und Sorgen ausatmen … und Stärke
einatmen … und Lasten ausatmen … und Mut einatmen …«

Anleitung: Richtiges Atmen als Entspannung

Hier geht es vor allem darum, die Bauchatmung zu erlernen,
denn diese aktiviert den Parasympathikus, also den Teil des vege-
tativen Nervensystems, der den Herzschlag verlangsamt.

Durch das Beruhigen des Herz-Kreislauf-Systems entspannt der
ganze Körper:

»Dafür eine Hand auf den Bauch legen, die andere Hand auf die
Brust. Durch die Nase einatmen und durch den Mund ausatmen
und dabei die Lippen als ›Bremse‹ benutzen. Spüren, wie die Luft
durch die Nase in die Lunge strömt.

Es wird nur in den Bauch geatmet, nicht in die Brust. Spüren, wie
sich die Hand auf dem Bauch hebt. Die Hand auf der Brust bleibt
ganz ruhig. Der aktive Teil der Atmung ist die Ausatmung. Auf die
Ausatmung konzentrieren. Kurz und zügig einatmen und sofort
übergehen in eine langsame und entspannende Ausatmung, das be-
deutet ein Drittel Einatmung und zwei Drittel Ausatmung.

Eine Atempause wird nur nach dem Ausatmen gemacht. Die
Atempause ist ein wichtiger Teil des Atemzyklus. Mit zunehmender
Übung wird die Atempause immer länger.

Spüren, wie alles angenehm und ruhig geht, ganz von selbst, wenn
wir ruhiger atmen. Alles andere wird ganz unwichtig.«

Wenn uns anfangs das gründliche Ausatmen nicht gleich gelingt, empfiehlt es sich, nach der Atempause noch kurz ein weiteres Mal auszuatmen, bevor wieder eingeatmet wird. Ungefähr 7–8 Atemzüge pro Minute, gezählt wird in der Atempause. Eine Atemtrainingseinheit dauert ungefähr drei Minuten, das sind 24–25 Atemzüge: In der ersten Minute werden wir meist bemerken, dass der Bauch verspannt und der Rhythmus unharmonisch ist (1.–7. Atemzug). In der zweiten Minute werden wir meist einen regelmäßigen Atemrhythmus erreichen (8.–15. Atemzug). Spätestens in der dritten Minute können wir dann eine Entspannung und damit ein Nachlassen von Angst und Stress auch subjektiv registrieren (ca. ab dem 16. Atemzug).

Diese Übungen sollten wir unbedingt auch zu Hause und im Alltag so oft wie möglich durchführen, damit unsere richtige Atmung beim Fliegen routiniert ablaufen kann.

Körperentspannungsübungen

Entspannung zur Regelung von übersteigerten physiologischen Reaktionen ist eine Grundvoraussetzung der Angstbehandlung. Wichtig ist unser Ziel, in der angstauslösenden Situation die Kontrolle über unseren Körper zurückzugewinnen. Sie gibt uns das Gefühl der *Selbstwirksamkeit* zurück und bringt uns aus der Opferrolle in die Handlungsposition.

Kurzformen der Muskelentspannung sind für unser Vorhaben ideal geeignet, weil sie »handfest« und überall anwendbar sind (auch im Flugzeugsitz). Die Muskelentspannung führt schnell und sicher sowohl körperlich als auch emotional zu Zuständen der Ausgeglichenheit, Ruhe und Erholung.

Anleitung: Allgemeine Körperentspannung

»Zuerst lassen wir uns schwer in den (imaginierten Flugzeug-)Sitz einsinken, wir spüren das eigene Gewicht ganz bewusst, verschmelzen mit dem Sitz, werden eine Einheit, lassen ganz entspannt alle Muskeln hängen, legen die Hände auf den Oberschenkeln ab, lassen uns richtig in uns selbst fallen, dabei atmen wir durch die Nase ein und atmen durch den Mund aus, auf die Atmung konzentrieren, dann die Muskeln ganz fest anspannen, so fest es geht, den Atem anhalten, langsam bis 5 zählen und dann gleichzeitig mit einem langen Ausatmen die Muskeln wieder entspannen, dabei sich selbst eine Affirmation vorsagen, wie etwa ›Ich bin ganz entspannt und lasse los.‹ Dann die Wärme und die Ruhe genießen und beobachten, wie es ganz von alleine besser wird.«

Die folgenden Übungen sollten wir mehrmals üben und wiederholen, sie sind zur besseren Erinnerung mit einem einprägsamen Titel versehen worden:

Anleitung: Quasimodo

»Die Schultern hochziehen. Spannung in Schultern und Nacken halten, dann loslassen.«

Anleitung: Gorilla

»Die Fäuste ballen und vor der angespannten Brust gegeneinander drücken, so fest wie möglich, dann loslassen.«

Anleitung: Katzenbuckel

»Arme vor dem Körper verschränken. Alle Körperpartien anspannen, einen Katzenbuckel machen, dabei das Kinn möglichst weit zur Brust senken, ganz fest anspannen, dann loslassen.«

Anleitung: Faust ballen

»Während der übrige Körper entspannt bleibt, die rechte und linke Hand abwechselnd in der Hosentasche kurz zur Faust ballen, so fest es geht, dann loslassen.«

Diese Übungen sollten wir unbedingt auch zu Hause, in der Bahn, auf dem Bürosessel und wo auch immer es uns möglich ist, durchführen, damit wir sie im Flugzeugsitz ganz routiniert einsetzen können. Spätestens, wenn wir solche Übungen regelmäßig machen, wird uns auffallen, wie gut körperliche Bewegung tut. Um dem Dauerzustand des schlechten Gewissens ob unserer Unsportlichkeit zu entgehen, könnten wir uns kleine *realistische Ziele* setzen wie etwa: nach dem Abendessen einen kleinen Spaziergang einplanen, zumindest einmal am Tag statt Liftfahren Treppensteigen, am Wochenende mal ein wenig Fahrradfahren – das schafft fast jeder. Wunderbar für Geist und Körper und für jeden geeignet sind Wanderungen in der Natur und Baden im warmen Wasser.

Falls wir uns mehr Zeit nehmen können und wollen, können wir uns mit der folgenden Methode auseinandersetzen:

Progressive Muskelentspannung nach Jacobsen

Bei der progressiven Muskelentspannung nach Edmund Jacobson handelt es sich um ein Verfahren, bei dem wir durch die willentliche und bewusste An- und Entspannung bestimmter Muskelgruppen einen Zustand tiefer Entspannung des ganzen Körpers erreichen. Dabei spannen wir nacheinander die einzelnen Muskelpartien in einer bestimmten Reihenfolge zunächst an, halten die Muskelspannung kurz und lösen sie anschließend. Wir richten unsere Konzentration dabei auf den Wechsel zwischen Anspannung und Entspannung und auf die Empfindungen, die mit diesen unterschiedlichen Zuständen einhergehen. Ziel des Verfahrens ist eine Senkung der Muskelspannung unter das normale Niveau aufgrund einer verbesserten Körperwahrnehmung. Mit der Zeit lernen wir, muskuläre Entspannung herbeizuführen, wann immer wir dies möchten. Zudem können wir durch die Entspannung der Muskulatur auch andere Zeichen körperlicher Unruhe oder Erregung reduzieren, wie beispielsweise Herzklopfen, Schwitzen oder Zittern. Darüber hinaus können wir Muskelverspannungen aufspüren, sie lockern und somit Schmerzzustände lindern.

Anleitung: Progressive Muskelentspannung nach Jacobson

(Der Wortlaut dieser Anleitung ist hier in der vertrauten Anrede mit »Du« wiedergegeben. Selbstverständlich können Sie auch hier die Anredeform wählen, die Ihnen sympathisch ist.)

Rechte Hand und rechter Unterarm

»Schließe die Augen. Als Erstes gehst du nun mit deinen Gedanken in die rechte Hand und den rechten Unterarm … mach gleich die rechte Hand zur Faust … jetzt … achte auf das Gefühl der Anspannung in der rechten Hand und im rechten Unterarm … halte die Spannung noch einen Moment … und entspanne wieder … lass alle Spannung ganz heraus aus dem Unterarm, der Hand, bis in die Fingerspitzen hinein, mehr und mehr entspannen … achte auf das Gefühl der Entspannung, beobachte den Unterschied zu vorher … mehr und mehr entspannen, ganz locker lassen.«

Rechter Oberarm

»Gehe nun mit deinen Gedanken in den rechten Oberarm … spanne den rechten Oberarm an … jetzt … achte auf das Gefühl der Anspannung im rechten Oberarm … halte die Spannung noch einen Moment … und entspanne wieder … lass alle Spannung ganz heraus aus dem Oberarm, mehr und mehr entspannen … achte auf das Gefühl der Entspannung, beobachte den Unterschied zu vorher … mehr und mehr entspannen, ganz locker lassen.«

Linke Hand und linker Unterarm

»Gehe nun mit deinen Gedanken in die linke Hand und den linken Unterarm … mache die linke Hand zur Faust … jetzt … achte auf das Gefühl der Anspannung in der linken Hand und im linken Unterarm … halte die Spannung noch einen Moment … und entspanne wieder … lass alle Spannung ganz heraus aus dem Unterarm, der Hand, bis in die Fingerspitzen hinein, mehr und mehr entspannen … achte auf das Gefühl der Entspannung, beobachte den Unterschied zu vorher … mehr und mehr entspannen, ganz locker lassen.«

Linker Oberarm

»Gehe nun mit deinen Gedanken in den linken Oberarm ... spanne den linken Oberarm an ... jetzt ... achte auf das Gefühl der Anspannung im linken Oberarm ... halte die Spannung noch einen Moment ... und entspanne wieder ... lass alle Spannung ganz heraus aus dem Oberarm, mehr und mehr entspannen ... achte auf das Gefühl der Entspannung, beobachte den Unterschied zu vorher ... mehr und mehr entspannen, ganz locker lassen.«

Stirn

»Gehe nun mit deinen Gedanken in die Stirn ... spanne die Stirn an, zunächst in Längsfalten ... jetzt ... achte auf das Gefühl der Anspannung in der Stirn ... halte die Spannung noch einen Moment ... und entspanne wieder ... lass alle Spannung ganz heraus aus der Stirn, mehr und mehr entspannen ... achte auf das Gefühl der Entspannung, beobachte den Unterschied zu vorher ... mehr und mehr entspannen, ganz locker lassen ... spanne die Stirn jetzt erneut an, zieh sie dabei in Querfalten ... halte die Spannung einen Moment ... und lass wieder locker.«

Obere Wangenpartie und Nase

»Gehe nun mit deinen Gedanken in die obere Wangenpartie und Nase ... spanne die obere Wangenpartie und die Nase an, indem du die Nase rümpfst und die Augen zukneifst ... jetzt ... achte auf das Gefühl der Anspannung in der oberen Wangenpartie und der Nase ... halte die Spannung noch einen Moment ... und entspanne wieder ... lass alle Spannung ganz heraus aus der oberen Wangenpartie und der Nase, mehr und mehr entspannen ... achte auf das Gefühl der Entspannung, beobachte den Unterschied zu vorher ... mehr und mehr entspannen, ganz locker lassen.«

Untere Wangenpartie und Kiefer

»Gehe nun mit deinen Gedanken in die untere Wangenpartie und den Kiefer ... spanne die untere Wangenpartie und den Kiefer an, indem du die Zähne zusammenbeißt ... jetzt ... achte auf das Gefühl der Anspannung in der unteren Wangenpartie und im Kiefer ... halte die Spannung noch einen Moment ... und entspanne

*wieder ... lass alle Spannung ganz heraus aus der unteren Wangen-
partie und dem Kiefer, mehr und mehr entspannen ... achte auf das
Gefühl der Entspannung, beobachte den Unterschied zu vorher ...
mehr und mehr entspannen, ganz locker lassen.*«

Nacken und Hals

*»Gehe nun mit deinen Gedanken in den Nacken und Hals ...
spanne den Nacken und Hals an ... jetzt ... achte auf das Gefühl
der Anspannung im Nacken und Hals ... halte die Spannung noch
einen Moment ... und entspanne wieder ... lass alle Spannung ganz
heraus aus dem Nacken und Hals, mehr und mehr entspannen ...
achte auf das Gefühl der Entspannung, beobachte den Unterschied
zu vorher ... mehr und mehr entspannen, ganz locker lassen.*«

Brust, Schultern und obere Rückenpartie

*»Gehe nun mit deinen Gedanken in Brust, Schultern und obere
Rückenpartie ... spanne die Brust, die Schultern und die obere
Rückenpartie an ... jetzt ... achte auf das Gefühl der Anspannung in Brust, Schultern und oberer Rückenpartie ... halte die
Spannung noch einen Moment ... und entspanne wieder ... lass
alle Spannung ganz heraus aus der Brust, den Schultern und
der oberen Rückenpartie, mehr und mehr entspannen ... achte
auf das Gefühl der Entspannung, beobachte den Unterschied
zu vorher ... mehr und mehr entspannen, ganz locker lassen.*«

Bauchmuskulatur

*»Gehe nun mit deinen Gedanken in die Bauchmuskulatur ...
spanne die Bauchmuskulatur an ... jetzt ... achte auf das Gefühl der
Anspannung in der Bauchmuskulatur ... halte die Spannung noch
einen Moment ... und entspanne wieder ... lass alle Spannung ganz
heraus aus der Bauchmuskulatur, mehr und mehr entspannen ...
achte auf das Gefühl der Entspannung, beobachte den Unterschied
zu vorher ... mehr und mehr entspannen, ganz locker lassen.*«

Rechter Oberschenkel

*»Gehe nun mit deinen Gedanken in den rechten Oberschenkel ...
spanne den rechten Oberschenkel an ... jetzt ... achte auf das Gefühl*

der Anspannung im rechten Oberschenkel ... halte die Spannung noch einen Moment ... und entspanne wieder ... lass alle Spannung ganz heraus aus dem rechten Oberschenkel, mehr und mehr entspannen ... achte auf das Gefühl der Entspannung, beobachte den Unterschied zu vorher ... mehr und mehr entspannen, ganz locker lassen.«

Rechter Unterschenkel

»Gehe nun mit deinen Gedanken in den rechten Unterschenkel ... spanne den rechten Unterschenkel an ... jetzt ... achte auf das Gefühl der Anspannung im rechten Unterschenkel ... halte die Spannung noch einen Moment ... und entspanne wieder ... lass alle Spannung ganz heraus aus dem rechten Unterschenkel, mehr und mehr entspannen ... achte auf das Gefühl der Entspannung, beobachte den Unterschied zu vorher ... mehr und mehr entspannen, ganz locker lassen.«

Rechter Fuß

»Gehe nun mit deinen Gedanken in den rechten Fuß ... spanne den rechten Fuß an ... jetzt ... achte auf das Gefühl der Anspannung im rechten Fuß ... halte die Spannung noch einen Moment ... und entspanne wieder ... lass alle Spannung ganz heraus aus dem rechten Fuß, mehr und mehr entspannen ... achte auf das Gefühl der Entspannung, beobachte den Unterschied zu vorher ... mehr und mehr entspannen, ganz locker lassen.«

Linker Oberschenkel

»Gehe nun mit deinen Gedanken in den linken Oberschenkel ... spanne den linken Oberschenkel an ... jetzt ... achte auf das Gefühl der Anspannung im linken Oberschenkel ... halte die Spannung noch einen Moment ... und entspanne wieder ... lass alle Spannung ganz heraus aus dem linken Oberschenkel, mehr und mehr entspannen ... achte auf das Gefühl der Entspannung, beobachte den Unterschied zu vorher ... mehr und mehr entspannen, ganz locker lassen.«

Linker Unterschenkel

»*Gehe nun mit deinen Gedanken in den linken Unterschenkel ... spanne den linken Unterschenkel an ... jetzt ... achte auf das Gefühl der Anspannung im linken Unterschenkel ... halte die Spannung noch einen Moment ... und entspanne wieder ... lass alle Spannung ganz heraus aus dem linken Unterschenkel, mehr und mehr entspannen ... achte auf das Gefühl der Entspannung, beobachte den Unterschied zu vorher ... mehr und mehr entspannen, ganz locker lassen.*«

Linker Fuß

»*Gehe nun mit deinen Gedanken in den linken Fuß ... spanne den linken Fuß an ... jetzt ... achte auf das Gefühl der Anspannung im linken Fuß ... halte die Spannung noch einen Moment ... und entspanne wieder ... lass alle Spannung ganz heraus aus dem linken Fuß, mehr und mehr entspannen ... achte auf das Gefühl der Entspannung, beobachte den Unterschied zu vorher ... mehr und mehr entspannen, ganz locker lassen.*

Versuche, deinen Körper noch eine Weile im Zustand der Entspannung zu belassen ... gehe in Gedanken noch einmal alle Muskelgruppen durch und prüfe, ob du noch irgendwo Anspannung verspürst ... und wenn ja – lass alle Spannung heraus, mehr und mehr entspannen, ganz locker lassen ... wenn du dich in diesem angenehmen Zustand der Entspannung befindest, versuche jedes Mal beim Einatmen das Wörtchen ›ganz‹ und beim Ausatmen das Wörtchen ›ruhig‹ zu denken ... lass dir Zeit bei der Rücknahme der Entspannung. Räkle dich langsam, und zähle zurück: Fünf ... vier ... drei ... zwei ... eins ... null – ich fühle mich wohl und erfrischt, ruhig und entspannt.«

Induktion nach Betty Erickson

Leicht zu merken und gut geeignet zu Beginn einer Achtsamkeitsübung – aber auch jeder anderen Selbsthypnose – ist die *Induktionsmethode nach Betty Erickson* (Ehefrau von Milton Erickson, dem Pionier der modernen therapeutischen Hypnose), die auf der Rückmeldung sinnesspezifischer Reize basiert.

Anleitung: Induktion nach Betty Erickson

»Ich setze mich entspannt hin und mache es mir bequem, dann atme ich dreimal tief ein ... und wieder aus ... ein ... und aus ... ein ... und aus ...«

Nun formulieren wir drei Sätze im visuellen Repräsentationssystem:

»Ich sehe einen bestimmten Punkt am Boden ... ich sehe das Muster auf dem Holzboden ... ich sehe das Bild an der Wand ...«

Nun formulieren wir drei Sätze im auditiven Repräsentationssystem:

»Ich höre die Geräusche von der Straße ... ich höre die Vögel zwitschern ... ich höre meine Mitarbeiter im Büro ...«

Nun formulieren wir drei Sätze im kinästhetischen Repräsentationssystem:

»Ich spüre meinen Rücken an der Lehne ... ich spüre meinen Atem ... ich spüre den Fußboden unter meinen Füßen ...«

Nach den 3x3 Aussagen kommen im selben Rhythmus 2x3 und abschließend je eine Aussage aus dem visuellen, auditiven und kinästhetischen Bereich.

Vertiefung

Wenn wir mit einem der angeführten Verfahren gelernt haben, die Selbsthypnose einzuleiten, ist es sinnvoll, diesen Zustand zu vertiefen. Wenn wir jedoch das Gefühl haben, mit unserer Methode ausreichend tief in Trance zu gelangen, ist das natürlich in Ordnung. Wir können auch direkt mit der Vertiefungsübung nach einer Atemübung und einer Muskelentspannung die Trance einleiten bzw. vertiefen.

Wir können die angeführten Anleitungen – das gilt natürlich für alle im Buch angeführten Beispiele – jederzeit beliebig variieren; unserer Fantasie sind hier keine Grenzen gesetzt. Alles, was sich für uns gut anfühlt, was uns praktikabel erscheint, ist in Ordnung.

Anleitung zur Vertiefung:

»Ich stehe am Absatz einer wunderschön geschwungenen weiten Treppe ... sie ist mit weichem Teppich ausgelegt ... langsam löse ich mich aus dem Alltag ... die Geräusche der Umgebung verblassen ... alles Alltägliche liegt vielleicht schon ein Stück hinter mir ... ich atme ruhig ... langsam, Schritt für Schritt, gehe ich die Treppe hinunter ... jeder Atemzug ein Schritt ... mit jedem Ausatmen ein Schritt ... und ein nächster ... und ein nächster ... ganz in meiner Zeit ... mit jedem Schritt gelange ich tiefer und tiefer in meine innere Wirklichkeit ... ich setze einen Fuß auf die nächste Stufe ... und beginne mit dem Ausatmen ... zunächst setze ich die Zehen auf ... rolle über den Ballen bis zu Ferse ab ... ausatmen ... Das Körpergewicht verlagert sich auf diesen Fuß ... ich finde Halt ... einatmen ... zugleich löst sich der andere Fuß ... zuerst an der Ferse und dann bis zu den Zehen ... ich hebe den Fuß ... und setzte ihn auf der nächsten Stufe ab ... ausatmen ... ich finde Halt ... ich kann jetzt einen Moment ausruhen ... ich blicke nach unten ... ich bin ein wenig um die Biegung der Treppe hinuntergekommen ... ein wenig von dem Raum kann ich schon sehen ... der unten auf mich wartet ... ich mache zehn Schritte und spüre bei jedem Schritt den weichen Teppich unter meinen Sohlen ...

Eins ... den ersten Schritt habe ich längst gemacht ...

Zwei ... alle Dinge haben zwei Seiten ...

Drei ... aller guten Dinge sind drei ...

Vier ... zwei Arme und zwei Beine macht vier ...

Fünf ... vier Finger an jeder Hand und ein Daumen macht fünf ...

Sechs ... ist die Zahl, die man auf den Kopf stellen kann ...

Sieben ... Sieben ist eine magische Zahl ...

Acht ... Sind zwei Nullen übereinander (ist die Ewigkeit) ...

Neun ... ist die umgekehrte Sechs ...

Zehn ... mit dem letzten Schritt habe ich einen Zustand erreicht, der im Moment für mich der richtige ist.«

Nun haben wir wahrscheinlich mit dieser Vertiefung bereits einen Zustand der leichten oder sogar auch schon einer tiefen Hypnose erreicht. Genießen wir diesen Zustand einen Moment lang. Wenn wir weiter vertiefen möchten, wiederholen wir den Zählvorgang. (Wer lieber hinauf ins Licht steigt, tue das, wer lieber nach dem Countdown-Prinzip zählen möchte, kann die Übung auch dahin gehend variieren.)

Wir können jetzt mit der Hypnosearbeit beginnen. Nach eventuell gewünschten posthypnotischen Suggestionen können wir die Hypnose mit der Übung »Beendigung der Selbsthypnose« wieder verlassen und in unsere Alltagswirklichkeit zurückkehren.

3.5.3 Die Trancearbeit

Unsere Fähigkeit, angenehme Bilder, Töne und Gefühle zu imaginieren, hat äußerst positive Auswirkungen auf unsere Gemütsverfassung und erleichtert auf bewusster wie unbewusster Ebene das Entstehen optimaler Vorstellungen für die angstfreie Zukunft.

Die häufige Beschäftigung mit unseren Wünschen und Zielen bahnt den Weg, sie zu erreichen. Imaginationsübungen sollten deshalb fixer Bestandteil unseres Trainingsplans werden.

Die folgenden Tranceanleitungen zur Tiefenentspannung können und sollen von uns selbst natürlich kreativ und persönlich umgestaltet werden!

Der sichere Ort

Anleitung: Der sichere Ort

»Ich schließe meine Augen, atme tief aus und erlaube mir, ganz leicht zu diesem speziellen Ort zu gleiten ... zu einem Ort, an dem ich mich ganz entspannt und glücklich und sicher fühle ... und ich nehme ganz aufmerksam wahr, was ich dort sehen kann, wenn ich mich einmal umsehe ... und ich weiß nicht, was ich an meinem Ort am interessantesten finde ... vielleicht die Formen und Farben ... oder ... die Gerüche und Geräusche ... ich höre, was es zu hören gibt ... und fühle einmal nach, welche Temperatur es hat ... welche Tageszeit ... welche Jahreszeit ... wo ich mich wohl und sicher fühlen kann ... und ich mir selbst erlauben kann ... positive Gefühle zu spüren ... die in meinem Körper fließen können ... und alle Spannungen wegspülen können ... und ich frage mich ... ob ich spüren kann ... wie mein Körper sich entspannen kann ... und die Seele leichter und friedvoll wird ... wissend ... dass ich das für mich tun kann ... ganz ohne Anstrengung ... ganz leicht ... und wenn ich mich so richtig wohl und sicher fühle ... dann kann ich meinen Zeigefinger und den Daumen zusammendrücken ... sodass ich in Zukunft ... ganz für mich selbst ... dieses Gefühl wieder herstellen kann ... wann immer ich es brauche ... ganz leicht ... ganz für mich selbst ... und ich kann an diesem Ort so lange bleiben ... wie es angenehm und angemessen für mich ist ... und ich kann jederzeit ... wann immer es in Ordnung ist für mich ... einfach die Augen schließen ... und den Daumen und den Zeigefinger zusammendrücken ... und sofort wieder an diesen sicheren Ort gleiten ... ganz leicht ... und wenn ich bereit bin, diesen Ort wieder zu verlassen ... dann kann ich jetzt in diesen Raum zurückkehren ... und meine Augen öffnen ... nachdem ich ein paar Mal tief eingeatmet habe ... und das gute ... sichere Gefühl in das Hier ... und Jetzt mitnehmen ...«

Anleitung: Ein Wohlfühlort und helfende Wesen

»Ich mache es mir so richtig bequem an einem angenehmen Platz, ich nehme mir vielleicht eine Decke, und ich kann es jetzt einmal so richtig genießen, nichts tun zu müssen ... alles ist in Ordnung, ich kann eintauchen in eine angenehme Trance ... ganz ohne Anstrengung ... denn Selbsthypnose geht ganz leicht ... in meiner eigenen inneren Zeit ... mit jedem Ausatmen kann ich tiefer einsinken in wohliges Loslassen ... in meinem Körper kann es sich vielleicht schon schwerer anfühlen oder auch leichter ... während ich in meiner inneren Welt einen schönen Spaziergang machen kann ... zu meinem sicheren Ort ... einem Ort, an dem ich mich wirklich wohlfühlen kann ... einem Ort, an dem ich auch meine heilsamen Wesen und liebevolle Gestalten aus Märchen und Mythen einladen kann ... Wesen, die mir wohlwollend und liebevoll ihre Begleitung anbieten ... an diesem Ort, wo alle Dinge bald viel klarer werden ... in einem fernen Land ... in einer ganz anderen Zeit ... ein Traumland voller guter Träume ... wo alles Belastende draußen bleiben muss ... wo Schwaches gestärkt wird ... wo Verkrampftes gelöst wird ... wo Flüchtendes Ruhe findet ... wo Bedrohliches sich auflöst ... wo Unsicheres Stabilität findet ... wo es magische Orte gibt ... mit starken Energien ... wo es Licht mitten im Schatten gibt ... wo sich tief greifende Veränderungen ereignen ... wo ich den Stier bei den Hörnern packen kann ... wo ich mit beiden Beinen fest auf der Erde stehe ... wie dieser Baum dort drüben ... fest verwurzelt in der Erde ... stark und doch biegsam ... dem Sturm widerstehen kann ... alles Schwere ganz leicht werden kann ... alles Belastende abfließen kann ... wo der Wind durch die Blätter fährt ... und mir dabei etwas Beruhigendes zuflüstert ... eine Botschaft nur für mich ... Kraft ... Mut ... Zuversicht ... wundersame Worte ... und ich kann weitergehen ... und mit jedem Schritt tiefer gehen in wohliges Loslassen ... und Geschehenlassen ... voller Vertrauen ... dass ich ab heute im Schlaf gute Träume haben werde ... denn meine Wesen sind immer für mich da ... und spenden mir die Kraft ... und den Mut ... und die Zuversicht ... während ich in tiefer Ruhe alles Richtige empfangen kann ... und es versinken lassen kann in innere tiefere Schichten ... wo es auf fruchtbaren Boden fällt ... und sich gute Gefühle von dort ausbreiten werden ... die mir Freude bereiten werden ... Sonne, die

> durch Wolken scheint ... die Schönheit der Natur im Sonnenlicht ...
> mit dem guten Gefühl ... jederzeit an diesen Ort zurückkehren
> zu können ... und ab jetzt voller Zuversicht ... und Mut ... und
> Kraft ... in genau dem Tempo ... das für mich angenehm und ange-
> messen ist ... wieder in das Hier und Jetzt zurückkehren kann ...«

Emotionelle Anker setzen

Als Angstpatienten befinden wir uns in einem Zustand, der als
blockiert, gestresst oder unangenehm empfunden wird.

Ziel unserer Arbeit muss es sein, einen *Ressourcenzustand* er-
lebbar zu machen: In einem Ressourcenzustand zu sein bedeutet, dass uns alle persönlichen Fähigkeiten und positiven Energien zugänglich und verfügbar sind, was mit einem kraftvollen
und freudigen Gefühl einhergeht. Wir fühlen uns reich an Ressourcen.

Für unsere Veränderungsarbeit ist der Aspekt besonders
wichtig, dass wir im Ressourcenzustand mehr Wahlmöglichkeiten besitzen, weil wir Zugang zu inneren und äußeren Ressourcen haben. Deshalb geht es bei vielen Hypnosetechniken um das
Finden von Ressourcen und deren assoziiertes Wiedererleben,
die dann als Gegengewicht zu unseren Angstzuständen »gean-
kert« werden.

Unter *Ressource* wird alles verstanden, was geeignet ist, zum
Erreichen eines gewünschten Ziels beizutragen, beispielsweise
auch Humor.

Anker heißt ein Reiz (Stimulus, Auslöser, Trigger), der bei
einem Menschen eine ganz bestimmte, immer gleiche Reaktion
bewirkt. Zum Beispiel: erinnerungsträchtige Musikstücke, Ur-
laubsfotos, Düfte.

Anker setzen bedeutet die bewusste Verknüpfung eines ex-
ternen Reizes mit einer bestehenden Erfahrung. Zum Ankern
können wir alle *Sinneskanäle* nutzen *(Bilder, Geräusche, Bewe-
gungsempfindung, Gerüche, Geschmack).*

Grundsätzlich erfolgt das Ankern in folgenden Schritten:

1. intensive *assoziierte* Erinnerung an eine Erfahrung
2. kurz vor dem Höhepunkt Anker setzen
3. Ablenken: den inneren Zustand verändern
4. Test: den Anker erneut auslösen

Anleitung: »Kollabierende Anker«

Diese Anleitung eignet sich für jemanden, der im Moment des Anschnallens im Flugzeugsitz Unwohlsein verspürt. Es kann selbstverständlich auch jedes andere Ereignis eingesetzt werden.

(nach einer allgemeinen Induktion in eine leichte Trance):

»… da gibt es also diese unangenehme Situation … wo ich mich in diesem Zustand des Unwohlseins befinde … ich erinnere mich jetzt noch einmal an eine Situation, wo das so war … und wenn ich nun dieses Unwohlsein in eine meiner beiden Hände legen sollte, welche würde sich dazu eignen?

O. k., und nun suche ich eine Situation für das genaue Gegenteil davon, wo ganz klar ist, dass in dieser Situation dieser Zustand niemals möglich wäre … wo sicher ist, dass ich mich bestimmt ganz wohlfühle … gut … und dann kann ich das in die andere Hand tun …

Wenn ich nun die beiden Hände vergleiche … gibt es einen Unterschied … ist die eine schwerer oder wärmer? Und welche Formen fallen mir zu jeder Hand ein? Und welche Farben? … Und nun stimme ich einer völlig neuen Erfahrung zu … und ich kann neugierig sein, was gleich geschehen wird …

Und da beide Hände zu meinem Körper gehören, gibt es eine natürliche Anziehungskraft zwischen ihnen … ich lasse einfach zu, dass die Hände sich nähern … sich aufeinander zu bewegen … magnetisch angezogen … so beginnen sie, wie von selbst, sich einander zu nähern … und ich lasse es einfach geschehen … so als wäre ein gespanntes Gummiband zwischen meinen Händen befestigt … und mein Unbewusstes kann für mich diese Erfahrung integrieren … und zu meiner vollen Zufriedenheit neue Möglichkeiten für mich entwickeln … sodass ich vielleicht überrascht sein werde, wenn ich irgendwann in der nächsten Zeit bemerke, dass ich den ersten Zustand überhaupt nicht mehr brauche … wie geht es mir jetzt, wenn ich an diese Situation denke? … Und was passiert, wenn ich mir vorstelle, das Problem wird in der Zukunft gelöst sein? … Und wenn es für mich die richtige Zeit ist, komme ich wieder ganz hierher zurück … und mache die Augen wieder auf …«

Wenn wir unsere beiden Hände zusammenführen, wird sozusagen das schlechte Erlebnis durch das gute überschrieben. Wir verbinden nun das gute Gefühl mit unseren Händen. Wenn wir nun im Flugzeug die angstbesetzte Situation erleben, können wir, indem wir die Hände ineinander verschränken, das gute Gefühl wieder abrufen. Der Anker ist ausgelöst.

Hier kommt ein zweites Beispiel, das uns hilft, unsere inneren Kräfte zu mobilisieren und jederzeit abrufbar zu machen (es hört sich komplizierter an als es ist – einfach versuchen):

Anleitung: »Fernsehnagel«

Erinnern wir uns einmal an eine Situation, in der wir uns in Topform gefühlt haben, wo wir allen Herausforderungen der Situation gewachsen waren und alles ganz nach unseren Vorstellen erfolgreich erledigen konnten.

Wenn möglich fertigen wir ein kurzes Skript dieser Szene an, das bestimmte Details enthält, nämlich:

Optik: *Was sehen wir? Welche Formen, Farben, Bewegungsabläufe springen uns ins Auge?*

Akustik: *Was hören wir? Geräusche, Musik, Stimmen, Worte?*

Körpergefühl: *Was empfinden wir? Spannung, Entspannung, Wärme, Bewegung, unsere Haltung, unsere Atmung?*

Denken: *Welche Gedanken passen zu dieser Situation – Selbstkommentare (z. B. »So geht's«), Kernsätze (z. B.: »immer mit der Ruhe«), Schlüsselbegriffe (z. B. »Glück« oder »Leichtigkeit«)?*

Gehen Sie in einer leichten Trance das Skript dieser Szene innerlich durch. Sehen Sie dazu bei auf einen Ihrer Daumennägel, als wäre er ein kleiner Fernsehschirm, und drücken Sie dabei mit dem Zeigefinger gegen die Fingerspitze des Daumens, so als würden sie ein Fernsehprogramm anschalten. Nach jedem Durchgang schalten Sie das »Fernsehprogramm« ab, indem Sie den Druck der Finger lösen und den »Fernseh«-Daumennagel leicht abwenden. Wiederholen Sie diesen Vorgang dreimal.

Danach gehen Sie in eine selbsthypnotische Trance. Dann öffnen Sie die Augen und schauen Ihren »Fernsehnagel« an. Dabei berühren Sie an der andern Hand Daumen und Zeigefinger. (Das ist der Anker) Folgen Sie ihrem inneren Gefühl und wiederholen Sie den Vorgang falls nötig. Dann verlassen Sie die Trance. Der Anker ist gesetzt.

Wann immer wir nun in »Seenot« geraten, können wir die positive Szene auf unserem »Fingernagelfernseher« mit der in Trance fixierten Bewegung aktivieren.

Übungen zur inneren Kommunikation

»Wir sind viele« oder: Hypnose und die Integration von Persönlichkeitsanteilen

Unsere Persönlichkeit setzt sich aus verschiedenen Ich-Aspekten oder Anteilen zusammen. Es gibt da gesunde Anteile, die uns helfen, unseren Alltag zu meistern. Es gibt ungesunde Teile, die unser Verhalten manchmal unerwünscht beeinflussen, und sogenannte abgespaltene Teile, die als Reaktion auf überwältigende negative Situationen entstanden sind.

Menschen, die im Sinne eines Traumas schwer verletzt werden, können Abwehrmechanismen entwickeln, bei denen sie ihre Persönlichkeit in verschiedene *Ich-Anteile* (*Ego States*) »aufteilen«. Dies geschieht zunächst fast immer unbewusst. Die Ich-Anteile können fast wie eigene Persönlichkeiten agieren, einen eigenen Willen, eigene Gedanken und Gefühle entfalten.

Das Zusammenspiel unser Ich-Anteile kann sich manchmal durchaus schwierig gestalten. Folgende umgrenzte und beschreibbare »Unter-Persönlichkeiten« lassen sich unterscheiden:

1. Gesunde Ich-Anteile

Zu den gesunden Ich-Anteilen eines gesunden Menschen gehören etwa fünf bis 15 verschiedene Ich-Zustände – etwa die hilfsbereite Freundin, der gute Gastgeber, die kompetente Mitarbeiterin, der aufmerksame Zuhörer, die Partyqueen oder der verlässliche Buddy, mit dem man die sprichwörtlichen Pferde stehlen kann. Sie sind klar bewusst und werden vom Ich gelenkt. Wir können je nach Bedarf zwischen diesen Anteilen umschalten. Die meisten solcher Ich-Anteile entstehen im Zuge einer normalen sozialen Entwicklung.

2. Ungesunde integrierte Teile

Manchmal spüren wir genau, dass wir unangemessen reagieren. Trotzdem fehlt uns der Zugang zu entsprechenden anderen Verhaltensweisen, die es uns ermöglichen würden, angemessen zu reagieren.

Dies sind unsere sogenannten ungesunden Ich-Anteile. Irgendwann gab es eine Zeit, in der diese Verhaltensweisen sinnvoll waren, sonst hätten wir sie nicht entwickelt. Aber unser Leben hat sich verändert, und heute mag der eine oder andere Anteil nicht mehr nötig sein.

Teil unserer ungesunden Ich-Anteile sind innere Glaubenssätze, die wir von wichtigen Bezugspersonen übernommen haben. Das sind Sätze wie »Du darfst nicht weinen« oder »Du musst tun, was man von dir erwartet«. Oft stehen sie im Widerspruch zu unserem heutigen Lebensprinzip. Wir können uns diese Glaubenssätze bewusst machen und sie durch neue, eigene Gesetze, die unserer Lebensauffassung entsprechen, ersetzen. Dann heißt es plötzlich »Ich darf meine Gefühle zeigen!« oder »Ich bestimme selbst über mich«.

3. Abgespaltene Ich-Anteile

In extremeren Situationen, die wir emotional nicht bewältigen können, kann es dazu kommen, dass wir als Abwehrmechanismus abgespaltene Ich-Anteile entwickeln – sogenannte Untergrund-Ich-Anteile. Unsere Kernpersönlichkeit steht oft nicht mehr mit ihnen in Kontakt. Die abgespaltenen Ich-Anteile *erscheinen so, als hätten sie eine eigene Persönlichkeit mit eigenen Gefühlen und Gedanken.* Sie sind potenziell auf lebenslanges Bestehen ausgelegt, da sie sich für überlebenswichtig halten, und sind meist nur noch durch Hypnose und Trance zugänglich. Die genaue Entstehungsgeschichte bleibt oft im Verborgenen. An das ursprüngliche Geschehen können wir uns oft nicht mehr erinnern.

Die abgespaltenen Ich-Anteile sind dennoch Teil von unserem Selbst. Deshalb ist es wichtig, sie als *wertvolle Ressource* anzunehmen und zu würdigen: Sie haben über lange Jahre treu und zuverlässig genau das getan, womit sie einst beauftragt wurden (auch wenn diese Aufträge heute nicht mehr angemessen sind).

Die Ego-State Methode

Die Ego-State-Methode kann uns helfen, unsere Ich-Anteile wieder besser in Richtung einer ganzheitlichen Persönlichkeit miteinander zu verbinden.

Ziel

Oberstes Ziel der Ego-State-Methode ist es, den Stress zu reduzieren, der aus dem Zwist zwischen gesunden und problematischen Ich-Anteilen entsteht. Je harmonischer wir mit unseren Ich-Anteilen agieren, je klarer wir die unterschiedlichen Bedürfnisse und Standpunkte kennen, desto konstruktiver können wir unsere verschiedenen Persönlichkeitsaspekte nutzen.

Methoden

Die Technik dient dazu, mit den problematischen Anteilen unserer Persönlichkeit in einen wertschätzenden Kontakt zu treten, während die anderen Teile in der hypnotischen Trance ausruhen können.

Jeder Persönlichkeitsanteil, auch der für die Flugangst zuständige, will helfen und etwas Positives beitragen, auch wenn es nach außen nicht so aussieht.

In der Selbsthypnose können wir bestimmte Ich-Anteile unserer Persönlichkeit direkt ansprechen. Sie werden so in unserer Vorstellung aktiviert und können zu ihrer Geschichte, zu ihren Erfahrungen, ihrer Aufgabe, ihren Zielen, Gedanken, Wünschen, Hoffnungen und Ängsten direkt befragt werden. Im »Gespräch« mit einem Ich-Anteil sowie im »Gespräch« unserer Ich-Anteile untereinander können wir diese verändern und entwickeln. Wir können sie mit neuen Daten zur aktuellen Realität versorgen. Auf diese Weise können wir lernen, wie wir die in diesen Ich-Anteilen enthaltenen Erfahrungen und Ideen selbst steuern und integrieren und wie wir ihre verborgenen Ressourcen nutzen können.

Es ist immens wichtig, dass wir bei der Erforschung des problematischen Anteils besonderen Wert auf eine klare Ich-Stärkung und Wertschätzung legen. Verfestigte Ich-Anteile »fürchten« häufig, dass sie sich auflösen oder verschwinden sollen, wenn sie bei der selbstheilenden Arbeit »entdeckt« werden. Deshalb ist es *wichtig, ihre bisherigen Verdienste zu würdigen* und ihnen wenn möglich neue wichtige Aufgaben zuzuweisen, denen sie sich gewachsen fühlen, sie also somit neu zu integrieren.

Anleitung: Ich-Anteile

Gehen Sie mit der Methode Ihrer Wahl in Hypnose:

»Ich erlaube mir ... in meiner Zeit an einen Ort der Ruhe und Sicherheit zu gehen ... und suche mir einen angenehmen Platz aus ... wo ich mich wohlfühlen kann ... und ich bitte meine Persönlichkeitsanteile zu einer Ratssitzung ... oder Konferenz ... ich bitte auch den Anteil in mir ... der für die Angst zuständig ist ... zu erscheinen ... voller Respekt und Wertschätzung für seine Dienste ... und ich bedanke mich ... wenn er erscheint ... und frage ihn, wie er heißt ... wie sein Name ist ... und frage ihn nach seinem Anliegen ... seinen Absichten ... und drücke ihm meine Anerkennung aus ... und sage ... wie es jetzt ist, das tut mir nicht so gut ... und gibt es vielleicht einen anderen Weg ... um diese Absichten zu verwirklichen ... und ich warte auf ein Signal ... ob er damit einverstanden ist ... und ich bitte meine kreativen Anteile ... Alternativen zu finden ... jetzt gleich oder in den kommenden Nächten und Tagen ... und ich drücke immer wieder meine Wertschätzung aus ... und lasse meine Anteile untereinander verhandeln ... was man anders tun könnte ... und bin einfach neugierig und offen ... was kommt ...«

Wichtig ist, dass wir mit unserem inneren Team in Kontakt treten. Besonders dann, wenn zwei oder gar mehrere Seelen – ach! – in unserer Brust wohnen.

Besonders wichtig ist, allen beteiligten Ich-Anteilen mit Wertschätzung und Respekt zu begegnen, denn all diese Teile sind letztendlich Anteile unserer eigenen Person. Sie alle machen uns aus.

Versuchen wir zu staunen über die unterschiedlichen Qualitäten unserer Persönlichkeitsanteile, anstatt die »guten« über den grünen Klee zu loben und die »schlechten« zu verurteilen. Wir werden vielleicht die eine oder andere Überraschung erleben.

Der innere Dialog

Der innere Dialog ist ein »Gespräch« zwischen den »Mitgliedern« des inneren Teams. Dabei sitzen die Mitglieder als Vertreter und Vertreterinnen einzelner Aspekte und Meinungen sozusagen um einen runden Tisch oder im Garten, sie stecken unter einer Decke oder sitzen im selben Boot, das bleibt ganz unserer Fantasie überlassen. Sie unterhalten sich über ihre Wünsche und Ängste und versuchen, ihre Ziele durchzusetzen. Einige sind laut und kraftvoll, andere leise und zögerlich. Und oft fällt es ihnen schwer, zu einer gemeinsamen Entscheidung zu kommen. Wir brauchen manchmal ein wenig Geduld.

Im Grunde findet dieser Dialog ständig statt – meist ohne dass wir uns dessen bewusst sind. Wir können einen solchen inneren Dialog jedoch auch ganz bewusst führen. Wann immer wir Hilfe bei der Klärung von Problemen oder der Entscheidungsfindung brauchen. Wir können ihn zur Integration ungeliebter oder abgespaltener Persönlichkeitsanteile nutzen und ebenso gut, um unsere innere Haltung zu erkunden. Dazu können wir die Zusammenstellung und Aufstellung der Mitglieder des inneren Teams je nach Situation und Problemstellung variieren. Fürs Erste könnten wir mal alle Anteile unserer Person zu einem Kennenlerngespräch an den Tisch bitten, um zu sehen, wer da alles erscheint und was die jeweiligen »Personen« uns zu sagen haben.

Parts Party

Dieses Verfahren wurde von Virginia Satir in den 1970 Jahren in Amerika ursprünglich als Rollenspiel entwickelt. Verschiedene Gefühle (Ich-Anteile) unserer Persönlichkeit werden dabei in einer partyähnlichen Atmosphäre aufgezeigt. Wichtig ist, wie wir mit ihnen umgehen: ob wir sie pflegen, achten und gerne zeigen oder sie unterdrücken und nur im Notfall hervortreten lassen. Je nach Vorliebe gestalten Sie die Party modern, barock oder wie im Märchen.

Anleitung: Parts Party (im Märchenstil)

Nach einer allgemeinen Tranceinduktion, beispielsweise zum sicheren Ort:

»Stellen Sie sich vor, Sie sind der König oder die Königin und wollen heute ein großes Fest feiern. Für das leibliche Wohl ist gesorgt, der Thronsaal ist gerichtet, und die Diener sind bereit ... die geladenen Gäste sind sorgfältig ausgewählt. Es sind Ihre getreuen Untertanen, Anteile Ihrer eigenen Persönlichkeit, die in der Rolle einer bekannten ›Figur‹ daherkommen ... am Schluss des Festes werden Sie alle Ihre Gäste als hilfreiche Diener Ihrer königlichen Persönlichkeit erkennen und merken, wie wertvoll es ist, dass alle zu einem kreativen Team zusammengewachsen sind ... lassen Sie sich überraschen ... vielleicht sind Sie ja kreativ ... vielleicht haben Sie ja Picasso gebeten, diesen Anteil zu repräsentieren ... vielleicht auch mitfühlend ... wäre da Mutter Theresa als Gast vielleicht passend ... und Ihre Weiblichkeit könnte heute als Claudia Schiffer anwesend sein ... und Ihre Männlichkeit vielleicht als George Clooney ... ach ja, und der Gast, um den sich heute alles dreht ... Ihre Angst ... kommt in der Verkleidung eines Hasen daher ... Sie sitzen auf Ihrem Thron und beobachten die Gäste ... manche haben sich sofort miteinander angefreundet ... und unterhalten sich angeregt ... oder tanzen ... manche sind sehr steif und spröde ... provozieren und streiten ... manche stehen gelangweilt in der Ecke, weil sich gar niemand mit ihnen unterhalten will ... geben Sie jedem Gast eine Stimme und seien Sie ganz aufmerksam ... vielleicht sind Sie erstaunt ... was Sie da beobachten können und welche Dialoge Sie zu hören bekommen ... solche Gespräche kennen Sie ... haben die nicht schon oft in ihrem Kopf stattgefunden ...«

So ungewöhnlich der Name »Party« erscheint, so groß ist dabei der Spaß am Lernen und so erfolgreich das Ergebnis, sich selbst besser kennenzulernen, anzunehmen, zu würdigen und eine ausgewogene Balance aller Persönlichkeitsanteile anzustreben.

Wir können in diesem inneren Rollenspiel auch erkennen, welche Dialoge sich in unserem Unbewussten ereignen.

Metaphern und Geschichten

Optimal eignen sich zur Selbsthypnose Geschichten, in denen es metaphorisch zu einer Vorwegnahme der In-vivo-Desensibilisierung kommt, wie die »Löwen-Geschichte« (Trenkle 2009).

Metaphern sind ein wunderbares Mittel, um mit dem Unbewussten zu kommunizieren. Eine therapeutische Metapher ist eine Geschichte, die Aufmerksamkeit erregt und einen neuen Rahmen bietet, durch den wir eine neue Erfahrung erleben können (Lankton a. Lankton 1986). Sie säen in unserem Unbewussten *neue, heilende Möglichkeiten*. Es sind Geschichten, die Zuversicht und Hoffnung auf Heilung enthalten und neuen Optimismus stimulieren.

Literarisch begabte Hypnosetherapeutinnen und -ärzte (z. B. Agnes Kaiser Rekkas) haben sich wunderbare, maßgeschneiderte Geschichten ausgedacht, die unseren bewussten Widerstand gegen positive Erfahrungen umgehen. Wir können die Geschichten jederzeit verändern oder uns eigene Geschichten ausdenken.

Thematisch bieten sich beispielsweise an:

• Die *Löwen-Geschichte* (Trenkle 2009):

Diese alte afghanische Geschichte vom jungen Löwen, der sich nach anfänglichem Zögern doch traut, den »anderen Löwen« vom Seeufer zu verjagen (der in Wirklichkeit sein Spiegelbild darstellt), indem er aus dem See trinkt, eignet sich durch die Identifikation mit der positiven Figur des jungen Löwen besonders gut als metaphorische Vorbereitung, bevor wir uns auf die virtuelle Flugreise einlassen.

- Die wechselnden Jahreszeiten
- Die Metamorphose einer hässlichen Raupe zum wunderschönen Schmetterling
- Der Lauf eines Flusses von der Quelle in den Bergen bis zur Mündung ins Meer

Wer sich lieber an vorhandene Geschichten hält, wird in den wunderbaren Sammlungen entsprechender Geschichten wie denen von Agnes Kaiser Rekkas (2008, 2010, 2011), Martin Bökmann (2008) oder Daniel Wilk (2010) sicher fündig werden.

Nach der Hypnoseinduktion helfen beispielsweise folgende Metaphern und Bilder:

- Angstgefühle schwimmen wie Blätter auf dem Fluss näher und treiben weiter, verschwinden aus dem Blickfeld und damit auch aus der Gefühlswelt.
- Angstgedanken fließen wie ein Wasserfall, vielleicht mit heftiger Wucht, über einen hinweg. Sie bewegen sich weiter mit großer Geschwindigkeit stromabwärts. Sie prallen an einen Felsen, zerschmettern und lösen sich auf. Der Wasserfall wird realer, und das feine Sprühen klaren, frischen Wassers ist zu spüren. Die Erfrischung und Klärung beginnt.

Anleitung: Der Maskenball

Hier handelt es sich um eine metaphorische Imagination in Trance, die nach den Zusammenhängen sucht, aus denen unsere Angst verstehbar werden kann.

Nach der Tranceinduktion und einer allgemeinen Entspannungssequenz gehen wir in folgende Trance:

»... und nun stelle ich mir eine besondere Aufgabe ... ich gehe jetzt auf eine ganz interessante Veranstaltung ... auf einen Maskenball ... es ist ein besonderer Maskenball ... der Ball der Ängste ... dort sind alle Ängste versammelt ... die in meinem Leben eine Rolle spielen ... lauter alte Bekannte ... und vielleicht auch ein Überraschungsgast ... ich schaue mich einmal in aller gebotenen Zeit um ... eine

Minute äußerer Zeit kann eine ganze Stunde innerer Zeit bedeu-
ten ... und um Mitternacht ... wie auf solchen Maskenbällen üb-
lich ... wird es eine Überraschung geben ... alle Gäste werden sich
demaskieren ... so meine Flugangst ... und dann kann ich mich
überraschen lassen ... was hinter meiner Flugangst so steckt ... was
ich so entdecken werde ... wenn ich in meiner inneren Zeit Mitter-
nacht erlebe ... dann kann ich mir mit einem Finger ein Zeichen
geben ... ich lasse mir Zeit ...«

Danach erfolgt die Analyse. Meistens stellt sich heraus, dass ein
innerer oder äußerer Konflikt die Flugangst verursacht. Und
wenn erst einmal das Problem klar ist, dann findet man in aller
Regel auch eine Lösung!

Affektbrücke, Kinotechnik und Reparenting

Die *Affektbrücke* (erstmals von John Watkins benannt) ist eine
sehr effektive Methode zur Aufdeckung momentaner Angstgefühle und ihrer biografischen Hintergründe (Watkins 2008). Wir
können sie einsetzen, um Ereignisse zu bearbeiten, die oftmals
weit zurückliegen, und unter deren unverarbeiteter emotionaler
Belastung wir noch aktuell leiden. Über eine Art Zeitbrücke gehen wir dabei an den Ursprung unseres Gefühls und der Erfahrung. Die Affektbrücke ermöglicht es uns, traumatische Erinnerungen an emotionalen und zeitlichen Originalschauplätzen unserer Lebensgeschichte zu bearbeiten. Eine solche Bearbeitung
ermöglicht es uns, die Problematik neu zu verstehen und uns
von belastenden Affekten freizumachen.

Diese Hypnose findet in drei ineinander verschränkten Phasen statt. Sie beginnt mit der *Affektbrücke*, die uns direkt in das
angstbesetzte Erlebnis führt, danach kommt die *Kinotechnik* zum
Einsatz. Dabei stellen wir uns das Ereignis als Film vor, den wir
uns ansehen. Dies ist ein Mittel zur Dissoziation. Danach folgt
nun das sogenannte *Reparenting* (Phillips u. Frederick 2007): Da

sehen wir uns selbst als Erwachsener, der zu diesem Kind hingeht, es in den Arm nimmt und tröstet.

Anleitung: Affektbrücke, Kinotechnik und Reparenting

Phase 1: Affektbrücke

Nach der üblichen Tranceinduktion gehen wir in die Situation hinein, in der wir Angst haben, und aktivieren die dazugehörigen emotionalen und körperlichen Empfindungen. Manche von uns entwickeln in dieser Situation, in der wir Probleme haben, eine Spontanregression hin zu (Kindheits-)Ereignissen, die wir unbewusst innerlich aktivieren. Wir haben unbewusst gelernt, genau diese Situationen zu vermeiden, deshalb ist es so wichtig, die Auslöser genau zu identifizieren. Wichtige Voraussetzung ist wiederum eine Atmosphäre von Selbstvertrauen!

»Ich schließe die Augen, und erinnere mich einfach an eine Situation ... in der ich diese Angst deutlich spürbar hatte ... und ich gehe da noch einmal hin ... und wenn ich da bin ... spüre ich genau nach ... wie sich das anfühlt ... und nehme alles ganz genau wahr ... und ich weiß ... wie alt ich bin ... und ich weiß ... dass ich mich sehr unterschiedlich alt fühlen kann ... wie alt fühle ich mich ... wenn ich dieses Gefühl habe ... fühle ich mich erwachsen ... oder jünger ... und ich erlaube mir nun ... mich einmal so klein werden zu lassen ... ich gehe einfach zurück ... wie über eine Brücke ... bis hin in diese Zeit ... welche Situationen tauchen auf ... und noch weiter ... wie war es in der Schule ... wie war es zu Hause ... ich lasse mir alle Zeit ... wo dieses Gefühl passt ... und was geschieht da ... wo ich so klein bin ... und das Gefühl habe ... mich so ängstlich ... so panisch zu fühlen ... zu schwitzen ... die Übelkeit ... was genau nehme ich wahr ... und ich weiß ... dass ich hier bin, sicher ... und geborgen ... und sehe vor dem inneren Auge die Situation ... als ich all das zum ersten Mal in meine Körper spüre ...«

Phase 2: Kinotechnik

»Nun stelle ich mir vor ... ich sehe alle diese Bilder wie im Kino ... oder im Fernsehen ... und ich sehe mich selbst als Zuschauer von außen ... und zuerst kommen die Filme im Kino ... und dann im Fernsehen ... dann auf Video ... und ich erlaube mir nun einmal ...

all diese Szenen auf Video zu sehen … von Anfang an … wo noch Sicherheit besteht … wann es schlimmer wird … am schlimmsten ist … und wieder Sicherheit besteht … und ich kann mir vorstellen … eine Fernbedienung in der Hand zu halten … und ich kann den Film verändern … vorspulen … rückwärtsspulen … Standbilder machen … Farbe rausnehmen … und es kann interessant sein … mir vorzustellen … selbst Regisseur zu sein … und ich kann alle Szenen verändern … meine inneren kreativen Anteile … ganz spielerisch einfach einmal anderen die Arbeit überlassen … und einfach einmal neugierig sein … was Neues entstehen kann …«

Phase 3: Reparenting

»Und ich kann mir vorstellen … dass man jemanden braucht … der einen versteht und einem zur Seite steht … jemanden … der einem erklärt … was eigentlich vorgeht … und für manche sind es Elternteile … für andere hilfreiche Bekannte … oder auch ich selbst … der ich heute erwachsen bin und so viel mehr weiß … und verstehe … und diesem Kind erkläre … und ihm das gebe … was es in dieser Situation braucht … und ich nehme mir viel Zeit … um zu spüren … was ich vermisst habe … was ich gebraucht hätte … und es ist so schön … jetzt als Kind all das zu bekommen … genährt zu werden … und zu verstehen … und sich Zeit zu lassen … den eigenen Gefühlen … all den Raum zu geben … und all die Zeit … die es braucht … um zu wachsen … und zu heilen … sodass das Kind in Zukunft … sich in diesen Situationen ganz anders fühlen kann … ganz von selbst … und ich brauche nicht zu wissen … wie das funktioniert … zu lernen … ohne wissen zu müssen … wie ich lerne …«

Auf diese Weise können wir die negative Erfahrung unseres vergangenen Erlebnisses emotional anders verarbeiten. Ziel der Arbeit mit der Affektbrücke ist es, unseren infantilen Bewältigungsmechanismus von damals aufzulösen, sodass ein anderes Fühlen, Denken und Verhalten möglich wird.

Somit können in uns ganz individuelle Erklärungsmodelle entstehen, die wir bereitwilliger annehmen, als alle allgemeinen rationalen Erklärungsversuche.

Übungen zum inneren Wandel

> *Du musst in deinem Leben wenigstens einmal versuchen,*
> *deinen Traum zu verwirklichen!*

Gedankenstopp

Negative Emotionen wie Angst werden oft von unseren Gedanken, Annahmen und Überzeugungen beeinflusst. Wir reagieren eigentlich nicht auf die Dinge, die wir erleben, mit Angst, sondern in Wirklichkeit auf unsere Deutung dieser Ereignisse! Unser Selbstbild und unser Weltbild beziehen sich auf die Gesamtheit aller Überzeugungen, die wir von uns und der Welt haben.

Wenn wir uns einer schwierigen Situation gegenübersehen, erinnern wir uns am besten an ähnliche Bewährungsproben, die wir schon gemeistert haben, um entsprechende Erfolgsgefühle für die aktuelle Situation zu mobilisieren.

Anleitung: Gedankenstopp

Fragen wir uns (und je offener wir sind, je ehrlicher mit uns selbst, desto besser wird das Ergebnis ausfallen):

»*Was genau macht mir Angst? Ist es die Angst vor einem Absturz? Vor den vielen anderen Menschen die Nerven zu verlieren? Die Kontrolle zu verlieren? Die unbekannten Geräusche? Die Hektik am Flughafen? Meine eigenen Gedanken? Was genau muss ich hören und spüren, damit bei mir eine sofortige Angstreaktion ausgelöst wird? Ich sage ganz klar und in voller Überzeugung: Wann immer solche Gedanken aufkommen – Stopp! Ich akzeptiere diese Gedanken zuerst einmal, und dann stoppe ich sie! Ich sage – (notfalls innerlich) – laut ›Stopp!‹*

Ich bin mehr als meine Gedanken! Ich tausche diese angsterzeugenden Gedanken aus! Ich erinnere mich an Situationen, in denen ich mich geängstigt habe und die ich dennoch erfolgreich bewältigt habe! Ich gehe in Gedanken und mit all meinen Sinnen an meinen Ort der Sicherheit und Geborgenheit. Ich lasse los! Ich atme ruhig und gleichmäßig!«

Umdeutungen

Wir wollen lernen, unsere Gedanken, Wahrnehmungen und Gefühle in gewünschter Form umzudeuten, um uns gegen Stress zu immunisieren. Unsere Neuformulierungen sollten präzise, positiv formuliert, vollständig, unmissverständlich und in der Gegenwartsform formuliert sein. Wir können für uns persönlich passende wunderbare Leitsprüche als Affirmationen auf Kärtchen schreiben und sie dann innerlich vorsagen, wie z. B.:

Anleitung: Umdeutung

»Mein Mut wächst von Tag zu Tag. Ich gebe mir einen guten Halt! Ich kann es! Wenn ich etwas wirklich will, schaffe ich es auch! Ich darf mich ängstlich fühlen. Angst kann unangenehm sein, aber sie ist ungefährlich. Ich bin voll Sicherheit und Selbstvertrauen. Meine Gedanken erzeugen die Angst, nicht das Flugzeug. Ich habe Kontrolle über meine Gedanken. Ich konzentriere mich auf das Hier und Jetzt. Ich konzentriere mich auf das, was ist, und nicht auf das, was sein könnte. Ich konzentriere mich auf das Ausatmen! Ich bin an einem sicheren Ort. Fliegen ist sicher. Turbulenzen im Flieger sind wie das Schaukeln eines Schiffs, das über Wellen gleitet. Turbulenzen im Flieger sind wie das Geschütteltwerden in einem Auto, das über Kopfsteinpflaster fährt. Ich kann alles erreichen, was ich mir genau vorstellen kann!«

Affirmationen

Affirmationen sind Wunschformulierungen und dienen der *Autosuggestion*. Dadurch, dass wir unsere Aufmerksamkeit und Konzentration auf diese Aussagen richten, bewegen wir uns fast automatisch gedanklich in die erwünschte Richtung.

Um zu verhindern, dass das Üben zu Hause vergessen wird, können wir unsere Affirmationen z. B. auf Haftnotizen schreiben und diese an den Badezimmerspiegel, den Computermonitor oder den Kühlschrank kleben. Wann immer unser Blick auf die Zettel fällt, entsinnen wir uns der positiven Gedanken und können gleich ein wenig üben.

Rollentausch

Wir können mit verschiedenen Ich-Zuständen arbeiten. Wir können zum Beispiel je nach Ich-Zustand verschiedene Plätze im Raum einnehmen. Konkret können wir in unserer Wohnung an einem bestimmten Platz z. B. »Patient« sein und auf einem anderen Platz »Therapeutin« also Expertin unseres Problems. Auf einem Platz werden wir uns selbst als Patient empfinden und auch aus dieser Haltung heraus Lösungen finden. Auf dem anderen Platz jedoch wechseln wir die Perspektive und können so einmal einen ganz anderen Blick auf unser Problem werfen. Wir können von dieser neuen Perspektive aus einen Teil zur Lösung des Problems beitragen – denn wer sonst, wenn nicht wir selbst, kennt uns am besten?

Fragen Sie sich einmal selbst:

»Wenn ich mein Therapeut wäre: Was müsste ich wissen, damit ich mir das Problem vorstellen kann, um es auch zu bekommen? Wie muss ich hören und denken? Wie muss ich fühlen, um in gleicher Weise das Problem zu produzieren?«

Diese Intervention ist besonders hilfreich, wenn der Prozess festzustecken scheint.

Wir können den Rollentausch auch in Trance erleben. Egal, ob in »wachem« oder Hypnosezustand – meistens treten überraschend erfrischende neue Ideen und Einsichten zutage.

Altersregression

Die Altersregression ist eine Anwendung der Hypnose, bei der wir uns Erlebnisse, Situationen und Zustände unseres früheren Lebensalters suggerieren. Die hypnotische Altersregression kann eine reiche Quelle zum Wiedererleben von positiven, nährenden, ichstärkenden Erfahrungen (nicht nur) aus der Kindheit und der Jugend sein. Milton H. Erickson erzählte in seinen Tranceinduktionen gerne Geschichten darüber, wie man das Alphabet erlernt oder Fahrradfahren lernt. Diese Geschichten erinnern auf metaphorische Weise daran, dass wir schon oft vor großen Hürden fast aufgegeben haben, aber dann eben doch erfolgreich waren.

Es geht darum, in unserer eigenen Lebensgeschichte Beispiele dafür zu finden, wie wir uns gegen Unbehagen oder Angst mutig für einen bestimmten Weg entschieden und diesen erfolgreich bewältigt haben.

Anleitung: Altersregression

Zum Auffinden von Ressourcen kann ganz konkret nach dem Erleben von positiven Emotionen gefragt werden:

»*Wann in Ihrem Leben haben Sie sich geborgen und sicher gefühlt?*

Angenommen und geliebt?

Glücklich und liebevoll?

Attraktiv und lebenswert?

Kompetent und stolz?

Ganz im Einklang mit sich selbst?

Im Fluss mit einer Tätigkeit?

Freudig und heiter?

Innig verbunden mit geliebten Menschen?

Verbunden mit der Natur?

Dankbar und zufrieden?«

Wir können die Reise in die Vergangenheit auch metaphorisch einleiten, indem wir eine Schifffahrt stromaufwärts unternehmen, mit dem Aufzug fahren, einen Videofilm oder ein Fotoalbum des bisherigen Lebens ansehen oder die Uhr rückwärts laufen lassen.

Begeben wir uns in eine schöne, sichere Trance durch eine bildhafte und gefühlsmäßige Erinnerung eines guten hypnotischen Zustands in der Vergangenheit. Hier knüpfen wir an das Thema der Stunde an: die Flugangst.

Wir machen uns auf die Suche nach einer Situation in der Vergangenheit, in der wir eine ähnliche Konfliktlage konstruktiv bewältigt haben und unsere Talente und Stärken wie selbstverständlich einsetzen konnten. Wir fördern durch Suggestionen die bewusste Erinnerung an diese Situation und lassen die Situation vor unserem inneren Auge erstehen. Dies dient der anschließenden Trancevertiefung.

Dann fordern wir unsere kreativen inneren Anteile auf, diese Fähigkeiten für die Lösung des aktuellen Problems zu übernehmen und durchleben die erfolgreiche Handlung in der Gegenwart und der Zukunft.

Danach vertiefen wir die gerade geleistete Arbeit und betonen dabei, dass störende Gefühle wie die Angst, die sinnvollen Handlungen bislang entgegenstanden, wegfallen und in Zukunft keine Rolle mehr spielen werden: Wir können hier ein wunderbares Bild von uns zeichnen, wie wir unseren Flug ganz gelöst und zufrieden voller Freude erleben.

Es ist möglich, dass plötzlich negative Erinnerungen auftauchen. Wenn wir es uns zutrauen, können wir uns vorstellen, dass wir diese Inhalte, die uns möglicherweise momentan überfordern, beispielsweise in einem *sicheren Safe oder Bergwerk deponieren* können, so lange, bis wir bereit sind, diese Inhalte – wenn gewünscht zusammen mit einem Therapeuten – wieder ans Licht zu lassen. Wenn wir schon im Vorfeld allzu große Befürchtungen haben, innerhalb einer Altersregressions-Trance auf Unangenehmes zu stoßen, dann sollten wir aus den vielen angebotenen Möglichkeiten besser eine andere auswählen. Oder wir überlegen, ob wir diesen Teil der Veränderungsarbeit nicht unter professioneller Führung vornehmen wollen.

Die Altersreise in die Zukunft

Die Zukunftsorientierung in Trance ist ein mächtiges Hypnose-instrument. Sie hat ihre Wurzeln in Milton Ericksons (Erickson a. Rossi 2003) Interesse daran, in der Hypnose mit dem Gebrauch von Zeitkonzepten zu experimentieren. Auf diese Weise möchte er seinen Klienten dabei helfen, ihre gewünschten Ziele zu erreichen.

Der erste Schritt einer guten Altersprogression ist immer eine richtige Zieldefinition (z. B. stelle ich mir vor, ich sehe mein zufrieden lächelndes Gesicht im Spiegel eines Cafés nach dem erfolgreich absolvierten Flug. Ich spüre meinen Stolz und meine Freude. Was habe ich gemacht, dass es mir gelungen ist?)

Anleitung: Altersreise in die Zukunft

Eine Progression können wir mit folgenden Formulierungen einleiten:

»durch einen magischen Spiegel sehen …«

»in eine Kristallkugel blicken …«

»mit einem Zeitzug in die Zukunft fahren …«

»sich selbst in der Zukunft sehen, wo alle Ziele erreicht sind …«

»als alter, gereifter und weiser Mensch, sozusagen als mein Alter Ego in der Zukunft, und natürlich in guter Verfassung!«

»Und ich stelle mir einmal vor, ich werde mir selbst einen Brief aus der Zukunft schreiben. Aus einer Zukunft, in der ich in guter Verfassung bin und mir selbst in diesem Brief einige gute Tipps und Hinweise gebe, wie ich dahin gekommen bin.«

Hier in Österreich verwenden wir aus im wahrsten Sinne nahe liegenden Gründen gerne Metaphern von einer gelungenen *Bergbesteigung:* Vom bestiegenen Gipfel kann ich in Ruhe hinunter-/zurückschauen und mich so richtig toll fühlen. Ich kann mir überlegen, wie ich den Aufstieg bewältigt habe.

Solche Distanzierungen können es uns erleichtern, die Wahrnehmung von und den Umgang mit schwierigen Situationen umzustrukturieren: In dieser Trance beispielsweise können wir und andere Personen, die ansonsten recht angstbeschwert leben müssen, einen ganzen Tag in optimaler seelischer und körperlicher Verfassung erleben. So erlernen wir neue Reaktionsmuster, die uns unbewusst neue Möglichkeiten bieten (Kaiser Rekkas 2011).

Zukunftsbahnung

> *»Nur das Denken, das wir leben, hat einen Wert.«*
> Hermann Hesse, Demian

Verhalten kann man verändern, generieren oder einfach übernehmen. Ein ersehntes Verhalten, beispielsweise »Coolness« beim Fliegen, kann modelliert werden.

Wenn wir uns in allen Einzelheiten vorstellen können, wie wir einen Flug erfolgreich absolvieren, sind wir unserem Ziel bereits einen entscheidenden Schritt näher. In unserem Gehirn lässt sich eine vorgestellte Szene nämlich kaum von einer tatsächlichen Wahrnehmung unterscheiden. Mit jedem erfolgreich imaginierten Flug trainieren wir die neurobiologischen Wege für angstfreies Fliegen in unserem Gehirn. Wenn wir uns selbst noch nicht als »cool« genug empfinden, dann können wir uns einfach vorstellen, eine Person zu sein, die genau jene Eigenschaften besitzt, die wir uns wünschen – und uns im Zuge einer Trance dann mit diesem Rollenmodell identifizieren. Wir können unser Modell an einer lebenden Person orientieren, an einer Figur aus einem Buch oder Film oder aber auch an uns selbst anlehnen – an einem Verhalten, das schon einmal da war, uns momentan aber nicht zur Verfügung steht, oder das wir uns für die Zukunft wünschen – oder an einer ausgedachten Person, die sich so verhalten würde, wie wir es selbst gern täten.

Meditationsanleitung:

Gehen Sie mit der Methode Ihrer Wahl in Trance.

Stellen Sie sich in allen Einzelheiten vor, wie Sie selbst einen Flug erfolgreich bewältigt haben (wenn ihnen das noch nicht gelingt, stellen sie sich an ihrer Stelle eine kompetente Person vor – ein Alter Ego, ein Rollenmodell). Machen Sie sich ein klares Bild von Ihren Bewegungen, Ihrer Körperhaltung, Ihren Selbstkommentaren, Ihren Interaktionen mit anderen Menschen, Ihren Aktionen und den Umständen, in denen sich alles abspielt.

(Versuchen sie an die Stelle ihres Alter Egos zu treten, wenn Sie bisher noch nicht in der Situation sind. Fühlen Sie sich wie ein Schauspieler in einer Rolle.)

Beginnen Sie ihre Imagination vor dem Zeitpunkt, zu dem die ersten Probleme, die ersten Angstsymptome auftreten. Gehen Sie möglichst viele Schritte durch, die auf dem Weg zu einem erfolgreich absolvierten Flug nötig sind – arbeiten Sie lieber ein paar unwichtige Details zu viel ein.

Achten Sie aber auch auf die Gefühle, die dabei auftreten, besonders in den kritischen Momenten. (Was spüren Sie: Frustration, Ärger, Wut, Lähmung, Kontrollverlust, Ausgeliefertheit, Panik etc.?) Gehen Sie weiter und beobachten Sie dann, wie sich diese Gefühle verändern, wenn Sie die Schwierigkeiten bewältigt haben. Was sehen Sie, was fühlen Sie, was hören Sie? Nehmen Sie mit allen Sinnen wahr, wie es Ihnen geht.

Sie haben die beruhigende Gewissheit, dass Sie den Ablauf nun schon kennen und ihn auch im realen Fall erfolgreich ausführen können. Fixieren Sie diese Sicherheit mit posthypnotischen Suggestionen.

»Ich kann meinen nächsten Flug problemlos und entspannt meistern.«

»Ich fühle mich stark und sicher. Ich bin der Situation gewachsen.«

Kehren Sie in die Alltagswirklichkeit zurück.

Anleitung: *Das Lernen am Modell*

Zuerst wird das neue, das angestrebte Selbstbild dissoziiert wahrgenommen:

Wir imaginieren unser Modell vorerst einmal in der gewünschten Szene – möglichst in allen Einzelheiten und möglichst genauso, wie wir uns unser neues Verhalten wünschen. In dieser Szene beobachten wir nun unser Modell. Wir beobachten, was es sieht, hört und erlebt. So erleben wir das gewünschte Verhalten vorerst mal von außen handelnd. Der nächste Schritt:

»Nehmen Sie das Modell aus dem Bild, aber lassen Sie die Energie in dem Bild, und stellen Sie sich selbst an die Stelle! Was passt noch nicht? Was muss geändert werden? Was ist noch unklar?«

Nun wechseln wir so lange zwischen Modell und dem eigenen Selbst hin und her, bis alle Einzelheiten für uns passen. Bis wir uns in unserer neuen Haut wohlfühlen.

(An schwierigen Stellen können wir jederzeit aus der Situation rausgehen, das Vorbild untersuchen und dann anpassen: Körperbewegung, Mimik, Gesten, Stimmlage, Sprechgeschwindigkeit, Altersunterschied, Kleidung, beteiligte Personen etc.)

Im nächsten Schritt wird das neue Selbstbild assoziiert erlebt:

Wir erleben nun die Szene in unserer neuen Haut, d. h., wir assoziieren uns selbst mit dem neuen Verhalten, also mit dem, was vorher das angepasste Modell (Selbstbild dissoziiert) getan, gesagt und vermutlich gefühlt hat.

»Stimmt das neue Verhalten schon? Soll noch etwas verändert werden?«

(Zwischen den einzelnen Schritten wird so lange hin und her gesprungen, bis alles stimmig ist. Wenn dann alles stimmig erscheint, betrachtet man noch einmal das Modell und beobachtet ganz genau, ob alles Wesentliche wirklich übereinstimmt.)

Fragen Sie sich, ob Sie das neue Verhalten mit allen möglichen Folgen will, wenn nicht:

Verhalten anpassen.

Zum Schluss erleben wir uns selbst, assoziiert mit dem neuen Verhalten in einer zukünftigen Situation – mit der neuen Mimik, Gestik, Stimme, Auftreten – als ganz »cooler« Fluggast! Ein solcher Prozess kann sehr viel Spaß machen und gibt uns viel Kraft.

Anleitung: Die Wunderfrage

»Stellen Sie sich vor, heute Nacht geschieht ein Wunder, und das Problem ist morgen früh gelöst ... Was ist anders?«

Wir stellen uns einfach vor, dass in der kommenden Nacht ein echtes Wunder passiert, unerklärlich und unbeschreiblich. In der hypnotischen Realität – also in Trance – wachen wir am nächsten Tag auf, und die Angst ist weg. Im Detail wollen wir jetzt ganz konkret jede Wahrnehmung in uns wachsam registrieren und beschreibend wahrnehmen, was sich zum Positiven verändert hat. Wir durchleben in hypnotischer Trance (Hypnose ist eine Erlebnistherapie!) den ganzen Tag, beobachten unser Wohlbefinden, unsere Körperhaltung, unser Aussehen, unsere Stimme, unser Selbstbewusstsein, unsere gute Wirkung auf andere. Und wem wollen wir davon erzählen und vor wem werden wir das Wunder schützen? Diese Übung soll keinen inneren Druck auf uns ausüben, sondern es soll eine unbewusste Beschäftigung mit dem Therapieziel erreicht werden.

Verhaltenstraining

Das Ereignis

Diese Technik ist geeignet für eine Flugphobie, deren Auslösesituation genau bekannt ist. Durch *doppelte Dissoziation* und Rückwärtslaufenlassen des imaginierten Films von der belastenden Situation wird die phobische Reaktion unterbrochen.

Der theoretische Hintergrund ist folgender: Wenn wir schlechte Gefühle aus einem vergangenen Ereignis wieder beleben möchten, sollten wir es als assoziiertes Bild in Erinnerung rufen, also uns selbst noch einmal in die Situation begeben. Wir sind dann noch einmal dort. Wir sehen mit unseren eigenen Augen und fühlen im eigenen Körper nochmals, was damals war.

Wenn wir aber an eine Erinnerung auf dissoziierte Art und Weise zurückdenken, indem wir uns selbst in der Situation von außen anschauen, wird das Gefühl in der Gegenwart schwächer. Das ist der entscheidende Faktor, der es uns erlaubt, die schlechten Gefühle, die mit vergangenen Ereignissen gekoppelt sind, auszulöschen, sodass wir aus der richtigen Perspektive darauf zurückschauen können.

Anleitung: Das Ereignis

1. Setzen Sie zuerst einen starken Sicherheitsanker im Hier und Jetzt, indem Sie assoziiert in eine angenehme Erfahrung hineingehen, in der Sie sich stark, kompetent und absolut sicher gefühlt haben. Versuchen Sie, die Szene zu sehen, die Wörter zu hören und das sichere Gefühl intensiv zu erleben. Ankern Sie dieses sichere Gefühl kinästhetisch durch eine Berührung (die Hände halten oder Ähnliches) und stellen Sie sicher, dass Ihnen Ihre Berührung ein Gefühl von Sicherheit gibt.

2. Stellen Sie sich nun vor, dass Sie in einem Kino oder vor dem Fernseher sitzen und zunächst auf der Leinwand oder dem Bildschirm ein unbewegtes Standbild sehen. Dann stellen Sie sich vor, wie Sie aus Ihrem Körper herausgehen und sich selbst von außen sehen, wie Sie die Leinwand betrachten, zum Beispiel vom Vorführraum aus (= doppelt dissoziiert).

3. Gehen Sie nun in der Zeit zurück, bis zur allerersten Situation, die die Flugangst ausgelöst hat. Sie können nun einen Film mit dem Titel »Das Ereignis« ablaufen lassen: von der Zeit kurz vor Beginn, als Sie noch in Sicherheit waren, bis zu einem Punkt, als die unmittelbare Gefahr vorbei und Sie wieder in Sicherheit waren. Sie sehen dies in einem zweifach dissoziierten Zustand und können sich selbst dabei zuschauen, wie Sie auf der Leinwand noch einmal durch diese Erfahrung gehen. Dies hält die

nötige emotionale Distanz aufrecht. Außerdem können Sie, wenn Sie es möchten, jederzeit die Submodalitäten der Bilder verändern:

Sie können dabei eine imaginäre Fernbedienung in der Hand spüren und haben so die totale Kontrolle: Sie können den Film dunkler, heller, kleiner, weiter entfernt sein lassen, um die Intensität der negativen Gefühle abzuschwächen. Von stereo auf mono, von hart auf weich usw. Sie können den Film mehrmals rückwärts laufen lassen und ihn dabei immer schneller laufen lassen (dadurch wird die Erinnerung dekonstruiert und damit die phobische Reaktion verhindert). (Sie können zwischenzeitlich immer wieder an ihren Wohlfühlort gehen, wenn die Arbeit zu anstrengend wird.)

Wenn der Film vorbei ist, seien Sie stolz auf sich, dass Sie es zum ersten Mal wieder erlebt haben, ohne dabei in die alte Angst zurückzufallen.

Im nächsten Schritt stellen Sie sich vor, wie Sie in die Leinwand hineingehen und sich selbst in der Situation all die Hilfe und Unterstützung und all den Mut geben, die Sie brauchen, um mit der Situation zurechtzukommen.

Nun gehen Sie noch in die Zukunft – gehen Sie jetzt assoziiert auf den nächsten Flug.

Mentales Training als Vorbereitung für den Flug

Das Ziel der mentalen Vorbereitung ist die Synchronisation von gedanklichen Prozessen und ausgeführten Handlungen – ein Verfahren, das im Sport zur Zielerreichung etabliert ist. Es ist ein konstruktives Anleiten, wobei wir uns die belastende Situation bildlich vorstellen und sie dank eingeübter Handlungsschritte erfolgreich durchstehen können. Das erwünschte Empfinden und Verhalten wird in viele kleine Schritte aufgelöst, deren Summe den Verlauf der Verhaltensänderung wiedergibt. Die entspannte Ressource wird so durch ein immer wieder innerlich geäußertes »Ich lasse los« aufrechterhalten.

Wenn wir uns mit dem »Ich lasse los« nicht wohlfühlen (wobei es dann besonders angebracht ist, wenn wir starke Kontrolltendenzen aufweisen), können wir auch einen anderen Satz verwenden, der uns besser gefällt – wie z. B. »Ich bin entspannt«, »Mir geht es gut«, oder auch nur ein einfaches »Ja«.

Als Basis dienen dabei immer die Erinnerung und das Einüben von Coping-Strategien: Erstens, in den Bauch atmen und sich auf das Ausatmen konzentrieren und beim Ausatmen sagen »Ich lasse los« (bzw. den eigenen Satz). Zweitens, sich einen guten Halt geben, indem man sich z. B. gut in den Sitz lehnt und spürt, wie man von ihm gehalten wird. Drittens, auf alles achten, was man außen wahrnehmen kann.

Gehen wir dazu in leichte Trance. Während die Atmung dabei ruhig und gleichmäßig ist, gehen wir den Tag und den Flug ganz genau durch, um nun alles noch einmal in Ruhe zu erleben: Hypnose ist eine Erlebnistherapie! (s. Kapitel »Alle Stationen der Reise«)

Anleitung: Den Flug erleben

»Ich gehe jetzt imaginativ alle Situationen genau so durch ... wie ich mir das wünsche ... ich atme ganz bewusst in den Bauch, und beim Ausatmen sage ich zuerst laut und dann im Inneren nur für mich: ›Ich lasse los‹ ... ein ›Ich lasse los‹ ... mit dem ich zum Ausdruck bringe ... dass alles in Ordnung ist ... Ich stelle mir jetzt mit all meinen Sinnen einmal vor ... ich bin ganz stark und selbstbewusst ... ich erlebe alles nun mit all meinen Sinnen ... vielleicht so ... wie diese Person ... die ich kenne ... und schätze ... die alles so souverän meistert ... nun der Vorabend ... dann die Nacht ... der Morgen ... das Aufstehen ... Tagesbeginn ... Fahrt zum Flughafen ... Betreten des Terminals ... und ich lasse los ... Check-in-Schalter der Fluggesellschaft ... und ich lasse los ... Bordkartenkontrolle ... und ich lasse los ... Sicherheitskontrolle ... und ich lasse los ... ein Gefühl der Sicherheit ... alles wird hier für die Sicherheit getan ... Passkontrolle ... und ich lasse los ... Duty-free-Bereich ... und ich lasse los ... bis zum Abflug-Gate ... und ich lasse los ... hier jetzt eine Pause ma-

chen ... einen Platz wählen ... um mir ein paar Minuten lang Zeit
zu nehmen für eine Atemübung ... und eine Körperentspannungsübung vor dem Flug ... nun das Aufrufen des Flugs ... ich lasse
los ... Betreten des Flugzeugs ... ich lasse los ... freundliche Flugbegleiter ... die mich empfangen ... auf der Bordkarte den Sitzplatz
finden ... und ich lasse los ... das Gepäck verstauen ... und ich lasse
los ... es wird ein wenig gedrängelt ... das ist normal ... ich lasse
los ... den Sitzplatz einnehmen ... sich gut in den Sitz reinfallen
lassen ... ganz entspannt reinfallen lassen ... ich lasse los ... anschnallen ... ich lasse los ... auf das Ziel freuen ... alle Details im
Flieger genau wahrnehmen ... die Farben ... die Formen ... die Mitreisenden betrachten ... ich lasse los ... sollten jetzt negative Gedanken auftauchen, sofort: Gedankenstopp und zum sicheren inneren
Ort gehen ... locker und entspannt sitzen ... ich lasse los ... Atemübung machen ... auf das Ausatmen konzentrieren ... Ansagen des
Flugpersonals anhören ... Sicherheitsvorführung ansehen ... alles
zu meiner Sicherheit ... Fliegen ist das sicherste Fortbewegungsmittel auf dieser Welt ... ich lasse los ... die Triebwerke werden angelassen ... ich lasse los ... dadurch wird kurz die Stromversorgung
unterbrochen ... ich lasse los ... man hört ein Klackgeräusch ... ich
lasse los ... Pushback des Flugzeugs ... ich lasse los ... Rollen des
Flugzeugs am Boden ... es rumpelt über die Straße ... ich lasse los ...
Hören auf das monotone Geräusch der Triebwerke ... ich lasse
los ... der beruhigende Gedanke ... dass ein Flugzeug dazu gebaut
wurde ... wie ein Vogel ... ganz elegant ... und majestätisch durch
die Lüfte zu fliegen ... egal ... welches Wetter ... ich lasse los ...
Aufheulen der Triebwerke ... ich lasse los ... Vibrieren des ganzen
Fliegers ... wie vor Aufregung ... endlich in die Luft zu kommen ...
ich lasse los ... Start ... ich lasse los ... Beschleunigung ... ich lasse
los ... Dahinrumpeln der Räder auf der Startbahn ... ich lasse los ...
sich richtig entspannt und schwer in den Sitz reindrücken lassen ...
die Hände ganz locker auf den Oberschenkeln ablegen ... Atemübung ... ich lasse los ... das Flugzeug hebt ab ... ich lasse los ...
Steigflug ... ich lasse los ... ganz normale Geräusche wie das Rumpeln der Fahrwerke beim Einfahren ... ich lasse los ... der Druck in
den Ohren wird größer ... ich lasse los ... die Startklappen werden
eingezogen ... ich lasse los ... die Triebwerke werden leiser ... ich

*lasse los ... Wackeln des Fliegers beim Durchfliegen der Wolken ...
so wie wenn ein Auto über ein Kopfsteinpflaster fährt ... das Flugzeug wurde für das Fliegen gebaut ... Entspannung ... Genießen
des Ausblicks aus dem Fenster ... ich lasse los ... Anschnallzeichen
gehen mit einem Gong aus ... ich lasse los ... blauer Himmel ...
Genießen des eigenen Erfolgs ... den Service genießen ... ich lasse
los ... ›Trinken Sie einen Saft oder Wasser‹ ... ich lasse los ... ruhig
atmen ... Atempause machen wie geübt ... aufkommende Nervosität ist ganz normal ... ich lasse los ... weiteratmen ... wohlfühlen ... auch wenn das Flugzeug mal wackelt ... ich lasse los ... Ansagen des Piloten oder der Pilotin ... ich lasse los ... Bordverkauf ...
ich lasse los ... weitere Ansagen ... Bordunterhaltung ... ich lasse
los ... Sitzbedienung ... Verringerung der Geschwindigkeit ... ich
lasse los ... Einschalten der Anschnallzeichen mit einem Gong ...
ich lasse los ... Einleiten des Sinkflugs ... ich lasse los ... Landeklappen werden geräuschvoll ausgefahren ... ich lasse los ... dann die
Fahrwerke ... ich lasse los ... das Flugzeug senkt seine Nase nach
vorne ... ich lasse los ... innerlich an den sicheren Ort gehen ... ich
lasse los ... Aufsetzen des Flugzeugs ... ich lasse los ... Rumpeln
auf der Landebahn ... ich lasse los ... Aufheulen der Triebwerke
durch den Umkehrschub ... ich lasse los ... starkes Abbremsen ...
ich lasse los ... Abschiedsansage ... ich lasse los ... Ausschalten der
Anschnallzeichen ... jetzt Stolz ... Glück und Freude ... genießen!«*

Anleitungen für unterstützende Maßnahmen

Das verkehrte Fernglas

Diese Trance dient dazu, Probleme und Schwierigkeiten genauer auf ihre Einzelteile zu untersuchen und die positiven Anteile unserer Ängste und Probleme zu erkennen sowie mögliche
Botschaft zu entschlüsseln. Ein weiteres Plus dieser Trancereise
ist: Mit ihr können wir Probleme, die uns nicht überwindbar erscheinen, auf eine Größe zusammenschrumpfen lassen, die uns
erträglich erscheint und so in der Situation wieder unsere Ent-
scheidungsfähigkeit erlangen.

Anleitung: »Das Fernglas« oder Wie man eine Ameise fängt

Gehen Sie mit der Methode Ihrer Wahl in eine Trance.

»Lassen Sie die problematische Situation möglichst genau vor Ihrem inneren Auge entstehen ... stellen Sie sich möglichst viele Details vor ... wie sieht das Problem aus ... welche Größe hat es, welche Form ... welchen Geruch ... was hören Sie? ... was sehen Sie? ... was spüren Sie? ... lassen Sie es wie eine Skulptur, wie ein Gebirge, wie ein Monster vor sich entstehen ... wenn Sie ganz in der Situation angekommen sind, wenn ihr Problem in seiner ganzen Wucht und Größe vor Ihnen steht ... können Sie die Umrisse nicht erkennen, weil es zu groß ist, dann treten sie einen Schritt zurück ... den Blick auf das Problem gerichtet ... es wird ein wenig kleiner ... dann noch einen Schritt ... noch kleiner ... gehen Sie Schritt für Schritt so weit zurück, bis Sie das Problem ganz und gar im Blickfeld haben ... dann nehmen sie Ihr Fernglas zur Hand ... betrachten Sie nun vorerst das Problem ganz genau ... das Fernglas vergrößert ... sehen Sie und spüren Sie in sich hinein ... sehen Sie die kleinsten Details des Problems ... schauen Sie, solange es Ihnen richtig und wichtig erscheint ... Sie entscheiden ... wenn Sie das Problem genug untersucht haben, dann drehen Sie das Fernglas um ... das Problem wird nun ganz klein, winzig klein ... klein wie eine Ameise ... stecken Sie nun das ameisenkleine Problem in eine kleine Schachtel ... verschließen Sie die Schachtel ... das kleine Problem (die Angst) ist in der kleinen Schachtel ... gut verschlossen ... nun überlegen Sie ... Was wollen Sie mit der Schachtel tun? ... Wollen Sie sie wegwerfen? ... Wollen Sie Ihr winziges Problem ganz und gar loswerden ... oder wollen Sie etwas davon behalten ... kann ihnen etwas davon nützen? ... und wenn ja, was? ... Hören sie genau zu ... kommt aus der Schachtel eine kleine Botschaft mit zarter Stimme? ... Lassen Sie möglichst alles zu, was nun kommt ...

Danach folgen wir unserer Intuition und behalten, was wir von unserem Problem brauchen können, und das andere werfen wir von uns. Weit weg. In einen Fluss z. B., wo die Schachtel zum Meer der gelösten Probleme getragen wird, oder wir verschließen die Schachtel in einem sicheren Safe, oder wir werfen sie ins Feuer. Was uns als Methode richtig und angenehm erscheint, ist in

153

Ordnung. Wir können auf das Wissen unserer inneren Kräfte ver-trauen. «

Danach verlassen wir die Trance mit der Methode unserer Wahl.

Amulett und Talisman

Als eine weitere unterstützende Maßnahme können wir einen besonderen Gegenstand, beispielsweise einen schönen Stein, in die Hand nehmen und zum Amulett oder Talisman aufwerten, indem wir drei gute Erinnerungen mit ihm verbinden.

Um diese Ressourcen zu einem späteren Zeitpunkt zur Verfügung zu haben, brauchen wir nur an unseren Talisman zu denken.

Anleitung: Talisman

»Ich stelle mir eine Situation vor, in der es mir so richtig gut ge-gangen ist ... mit allen Sinnen ... wie ich mich da gefühlt ... was ich gesehen ... was ich gehört habe ... und wenn es ganz klar und deutlich da ist ... dann drücke ich den Stein ganz fest ... jetzt gehe ich in eine Situation ... in der ich mich einmal richtig stark gefühlt habe ... vielleicht ... weil ich ein Hindernis überwinden konnte ... und ich gehe wieder mit allen Sinnen da rein ... und wenn ich alles ganz deutlich spüre ... dann drücke ich meinen Stein wieder ganz fest ... nun erinnere ich mich an eine weitere Situation ... und ich lade meinem Stein wieder auf mit all der guten Energie ... und ich kann den Stein jederzeit ... in guten Situationen weiter aufladen ... und ich kann den Stein jederzeit in die Hand nehmen und ihn dann benutzen ... wenn ich seine Kraft benötigen sollte ...«

Mit drei Mentoren auf den Flug gehen

Analog zur Talisman-Technik können wir auch imaginäre Mentoren in schwierige Situationen mitnehmen. Diese persönlichen Mentoren können wohlwollende Personen aus der Vergangenheit und Gegenwart sein, es können aber auch »öffentliche«

(z. B. der Dalai Lama) oder fiktive Personen, Märchenfiguren oder Tiere sein.

Anleitung: Drei Mentoren

Nach einer allgemeinen Tranceinduktion:

»Gibt oder gab es in meinem Leben Personen, die es gut mit mir gemeint haben ... die mich unterstützen ... mich auf meinem Weg bestärken ... oder bestärkten ... ich kann in aller Ruhe nach drei solcher Mentoren suchen ... das können reale Personen sein ... die ich kenne ... oder solche aus Film und Fernsehen, die sich als Mentoren eignen würden ... oder es können auch fiktive Personen ... Märchenfiguren ... sein ... und wenn ich die drei gefunden habe ... kann ich jedem einen Platz in meiner Nähe zuordnen ...

Nun möchte ich einmal versuchen, in meinen ersten Mentor hineinzugehen ... mit ihm eins zu werden ... und in ihm eine Botschaft für mich zu finden ... die es mir in der kritischen Situation leichter machen wird ... welche Botschaft könnte das sein ... gut, und wenn ich jetzt diese Botschaft gefunden habe ... kann ich sie irgendwie ... mir selbst zukommen lassen ... und nun auch wirklich ... vielleicht zeitverzögert auch empfangen ... und auf mich wirken lassen ... und genießen ... mir den Rücken stärken lassen ... und diese Kraft auf meinen zukünftigen Flug mitnehmen ...«

Diesen Vorgang wiederholen wir nun auch mit dem zweiten und dritten Mentor. Wann immer wir Unterstützung von unseren Mentoren benötigen, können wir uns an ihre Botschaften erinnern und werden sofort die sichere Kraft spüren, die von ihnen ausgeht.

Krafttiere, Helfergestalten und innere Führer

Wenn wir während unserer Veränderungsarbeit das Gefühl haben, jemanden zu brauchen, der uns unterstützt, der uns zur Seite steht, so bietet beispielsweise die psychoanalytische Schule nach C. G. Jung (1954) einige Hilfsfiguren und Hilfswesen an (auch die »idealen Eltern« genannt), mit denen auch wir arbeiten können.

Solche Figuren erweisen sich als innere Führer oder als geschätzte Respektspersonen wie ein Lehrer, ein Elternteil oder ein weiser alter Mensch, mit dem wir einen konstruktiven inneren Dialog führen können und wollen.

Anleitung: Krafttier, Helfergestalten und innere Führer

»... und vielleicht kann ich schon den einladenden Weg wahrnehmen, der da drüben beginnt ... und wenn ich mag ... kann ich mich jetzt oder gleich auf diesen Weg machen ... denn ein inneres Gefühl sagt mir ... dass ich auf diesem Weg eine ganz besondere Begegnung haben werde ... eine Begegnung mit meinem inneren Führer ... meinem Krafttier ... nach schamanischer Tradition ... mein inneres Krafttier ... das mich begleitet und beschützt ... ein Wesen voller Liebe und Weisheit ... und wenn ich mag ... kann ich mich jetzt diesem Wesen nähern ... Kontakt aufnehmen ... es begrüßen ... und mich mit ihm ein paar Schritte bewegen ... und es genießen ... diese Liebe und das Verständnis zu spüren ... mein Problem schildern ... und es dann um Rat fragen ... mich Seite an Seite mit meinem weisen Wesen in dessen Welt bewegen ... mit ihm verschmelzen ... seine Bewegungen spüren ... und vielleicht zusammen in die schwierige Situation hineingehen ... und die Antwort wird kommen ... vielleicht ganz klar und deutlich ... vielleicht in Form eines Symbols ... oder auch eines Traums heute Nacht ... oder nächste Woche ... ich bin einfach ganz aufmerksam ... und dann kann ich mich für heute verabschieden ... mit dem guten Gefühl ... dass ich jederzeit hierher zurückkehren ... und Kontakt aufnehmen kann ... mit meinem weisen Wesen ... das mir zuhört und mich versteht ...«

Dieses Beispiel kann uns motivieren, es ganz spontan auch einmal mit einer außergewöhnlichen Methode zu probieren. Oft sind wir von unserem inneren Redeschwall der Argumentationen ganz zugeschüttet, sodass der Versuch, uns auf die Suche nach unserem Krafttier zu machen, eine Bereicherung auf dem Weg zur erfolgreichen Bewältigung unserer Flugangst sein kann. Wir müssen aus all den hier vorgestellten Methoden, die wir als Angebot verstehen sollten, genau jene Anleitungen und

Elemente herausfiltern, die uns für uns und unsere Situation passend erscheinen. Manchmal wird schon nach einem Versuch klar, dass wir die eine oder andere Anleitung als unangenehm empfinden und ihr nicht vertrauen. Es ist nicht jedermanns Sache, sich Krafttieren anzuvertrauen. Das ist absolut in Ordnung – wir wissen schließlich am besten, was uns zu welchem Zeitpunkt guttut. Auf diese inneren Impulse können und sollen wir uns absolut verlassen.

Musiktrance und beidseitige akustische Hirnstimulation

> *»Jede Krankheit ist ein musikalisches Problem,*
> *die Heilung eine musikalische Auflösung.«*
> Novalis

Es gibt keinen Zweifel daran, dass verschiedene Geräusche und Musik unsere Gefühle beeinflussen: Langsame Barockmusik kann uns entspannen, das »Et incarnatus est« aus der romantischen Es-Dur-Messe Schuberts kann uns zum Weinen bringen, der Auftakt eines Streichquintetts von Dvořák Gänsehaut verursachen, andere Melodien und Geräusche lassen es uns kalt den Rücken hinunterlaufen, wiederum andere können uns anregen, energetisieren, aufwühlen, »den Nerv töten« usw.

Viele Kulturen der Welt verwenden seit Ewigkeiten Musik zur Tranceinduktion bei Heilritualen. Die Musiktherapieforschung hat schon lange nachgewiesen, dass heilsame Klänge den körpereigenen Stresshormonspiegel reduzieren, die Immunfunktion verbessern und sogar die Endorphinproduktion ankurbeln. Es gibt mittlerweile viele Studien über die positive Wirkung der Musiktherapie zur Behandlung von Angststörungen. Außerdem fördert rhythmische Musik die Synchronisation verschiedener Körperprozesse wie Atmung, Herzfrequenz, Verdauung und Hirnströme.

An den Hirnstromableitungen des EEG (Elektroenzephalogramm) kann man schön sehen, dass und wie das Gehirn auf

Musiktherapie reagiert: Rechte und linke Hemisphäre kooperieren unter Musikeinfluss besser. Traumata werden rechtshemisphärisch, also unbewusst, abgespeichert. Damit uns etwas bewusst werden kann, muss es linkshemisphärisch abrufbar werden.

Experimente bestätigen, dass unter hypnotischer Trance signifikant größere Anteile über die rechte Hemisphäre verarbeitet werden (De Pascalis 1999). Das erklärt das Ganzheitsempfinden während einer Musiktrance.

Wir können einerseits Naturgeräusche wie Regen und Wellen zur Unterstützung unserer Trancearbeit verwenden, aber auch Klänge und Melodien von Instrumenten mit natürlichen Frequenzmustern, wie etwa die Ocean Drum, das Monochord, die Trommel, die Flöte, tibetische Klangschalen, Klavier und Didgeridoo. Die Töne führen eine Trance herbei, die uns in einen klangspezifischen Erfahrungsraum leitet.

Wir können in musikalischer Trance Phänomene wie »ozeanische Selbstentgrenzung« oder »visionäre Umstrukturierung« erfahren. Auf subtile und unbewusste Weise erinnern uns diese Klänge daran, wie es ist, in Harmonie mit uns selbst, unserem Körper, der Erde und den Mitmenschen zu leben.

Das zentrale Element ist ein Sich-wieder-eingebunden-Fühlen in etwas Umfassendes, Übergeordnetes, tiefes inneres Verstehen der eigenen Geschichte, Verständnis für die eigene Biografie.

Musikerleben hat echte mystische Qualität. Heilsame Musik stärkt die Seele und macht dabei immun gegen Angst. Musiktherapie ist außerdem günstig und macht Freude – sei es beim Erlernen eines Instruments, beim Singen oder als Zuhörer. Wenn wir Musik mögen, dann beschäftigen wir uns mit ihr, singen mehr und trauen uns herauszufinden, welche Klänge uns persönlich guttun!

Anleitung: Musiktrance

Nach einer Tranceinduktion können Sie entweder wohlklingende meditative Töne über die Musikanlage wiedergeben oder natürlich auch selbst spielen. Während der Klangphase von wenigen Minuten bis zu einer halben Stunde streuen Sie Suggestionen wie etwa:

»Kraft, Mut, Zuversicht, eins werden mit der Welt, sich tragen lassen von etwas Größerem ...«

oder Ähnliches ein.

Es geht unmittelbar nach der Trance nicht nur um Verstehen, nicht nur um das Durcharbeiten des Tranceinhalts und nicht nur darum, eine Linderung des Leidens im Alltag zu finden. Vielmehr geht es um die Vertiefung und Integration unseres grundsätzlichen Gefühls vom Getragensein, von dem Eingebundensein in ein größeres Ganzes, dem Urvertrauen und der Selbstkompetenz. Diese Erfahrung ist während eines Veränderungsprozesses in visionärer Weise Neubeginn und Kraftquell dafür, sein Leben zuversichtlich weiterzuführen und konstruktiv mit dem Leiden umzugehen.

Anleitung: Power-Selbsthypnose mit Musik

Diese Selbsthypnose funktioniert, indem wir uns ein Lied aussuchen, das in uns ein absolutes Wohlgefühl von Entspannung, Stärke und Mut auslöst, und dieses Lied an eine oder mehrere Ressourcen koppeln.

Das Lied läuft während der vorher eingeübten Selbsthypnose immer und immer wieder im Hintergrund.

Bei dieser Form der Selbsthypnose gehen wir zusätzlich intensiv in die Erinnerung mehrerer ganz realer (!) Situationen, die wir als sicher, geborgen, souverän und ruhig erlebt haben. Diese Situationen sollte man immer wieder mit dem besonderen Lied im Hintergrund durchspielen und so oft wie möglich als Hausaufgabe einüben: So potenzieren und festigen wir mentale und emotionale Stärken als

> *Ressource für den bevorstehenden Flug. Wir haben dann, wenn wir unser Lied summen, singen oder pfeifen, oder es über unseren iPod oder MP3-Player hören, sofort Zugang zu unseren Ressourcen. Unsere Anfälligkeit, Angst in (früher) auslösenden Situationen zu entwickeln, wird somit vermindert und ins Gegenteil, also in Stärke, verwandelt!*

Der Blick nach innen:

Führen Sie sich in einer ruhigen Minute einmal ihre individuellen Ressourcen vor Augen und legen Sie im Computer eine Datei darüber an. Schreiben Sie alles auf: unterstützende Partner, lachende Kinder, treue Freunde, wunderbare Erlebnisse, schöne Geschenke, tolle Komplimente, (eigene) gute Taten usw.

Bei Bedarf können Sie die Liste jederzeit abrufen. Und gerade vor einem Flug bewirkt diese einfache Übung oft Wunder!

3.5.4 Posthypnotische Suggestionen

Hier handelt es sich um Suggestionen, die auch nach der eigentlichen Hypnosearbeit als *Depoteffekt* weiterwirken und helfen, den in einer Trancesitzung erzielten Erfolg mit den Situationen zu verknüpfen, in denen er gebraucht wird.

Üblicherweise werden die Suggestionen im letzten Drittel der hypnotischen Trance eingestreut, da in diesem Stadium die Hypnose normalerweise am tiefsten ist und deshalb die Wahrscheinlichkeit der Aufnahme von therapeutischen Anregungen und Angeboten am größten ist.

So lassen sich Ressourcen mit den zukünftigen Anforderungssituationen verknüpfen, in denen sie gebraucht werden – frei nach Milton Erickson: »Das Problem ist die Lösung.«

Hier sind einige Beispiele für posthypnotische Suggestionen – sie sollten immer positiv formuliert sein:

Posthypnotische Suggestionen:

»Wenn ich in dieser Situation bin, dann werde ich mich erinnern, wie ich mich hier ganz wohlgefühlt habe ...«

»Auf einer unbewussten Ebene weiß ich eigentlich schon, dass ich Ressourcen in mir habe, die ich genau dann zur Verfügung haben werde, wenn ich sie brauche.«

»Wenn ich das Flugzeug betrete, werde ich angenehm entspannt und dabei gleichzeitig vollkommen wach und konzentriert sein.«

»Wenn ich die Begrüßungsansage des Bordpersonals höre, werde ich zufrieden und entspannt ...«

»Ich werde während des ganzen Flugs weiterhin ruhig und gleichzeitig wach und konzentriert bleiben.«

»Dann werde ich ganz von selbst in diesen entspannten Zustand gleiten ...«

»Dann wird sich, ob ich es will oder nicht, ob ich es glaube oder nicht, innerlich diese Ruhe ausbreiten ...«

»Wenn ich in dieser Situation bin, ist es nicht nötig, mich daran zu erinnern ...«

»Es braucht mir nicht bewusst zu sein, denn mein Wissen wird mich auch so begleiten ...«

»Und in einem guten Traum kann ich mich mit diesem Thema weiterbeschäftigen ...«

»Wenn ich erst einmal meine Stärken erkannt habe, dann werde ich sie ganz automatisch noch verstärken.«

3.5.5 Beendigung der Selbsthypnose

Bei unserer Veränderungsarbeit kann es zu erheblichen Affekten kommen. Vor allem dann, wenn wir belastende autobiografische Erinnerungen haben und diese in assoziierter Form wieder erleben.

Nicht immer ist es möglich, solche Gefühle in einer einzigen Selbsthypnosesitzung zu einem befriedigenden Abschluss zu bringen. Manchmal ist die Aufarbeitung unvollständig, oder es gelingt uns nicht vollständig, das Erlebte umzuinterpretieren und aufzuarbeiten. Oft brauchen wir selber einfach mehr Zeit, um über das Geschehene zu trauern und den Schmerz zu spüren.

Die im Folgenden aufgezählten Formulierungen sind geeignet, derartige Sitzungen zu einem guten Abschluss zu bringen und dem Prozess eine positive Perspektive zu geben. Gleichzeitig bereiten sie die nächsten Übungen vor.

Anleitung zum Beenden der Übungen:

»Es ist gut, den ersten Schritt getan zu haben, und ich brauche nicht zu wissen, welche Schritte als nächste folgen werden, denn ich kann mir dabei Zeit lassen.«

»Und ich kann all die Erfahrungen, an die ich mich jetzt erinnert habe, und all diese Gefühle hier in diesem Raum (in dieser Situation) lassen und mich mehr und mehr davon entfernen. Und erst, wenn ich hierher zurückkomme, werde ich sie wieder finden.«

»Ich kann das alles jetzt gut verschließen und einschließen in einen sicheren Safe, an den niemand herankommt, zu dem nur ich den Schlüssel habe und die Kombination der Zahlen kenne und wo all die Dinge ruhen können, bis ich den Safe wieder öffne. Und der Safe ist sicher und stabil.«

3.6 Erfolgsüberprüfung

Warum, so könnten wir uns fragen, ist es eigentlich wichtig, den Erfolg zu überprüfen? Wir spüren ihn doch deutlich.

Zum einen sollte jedes Projekt zu einem definitiven Abschluss gebracht und gebührend gefeiert werden. Gute Leistungen – auch die eigenen – gehören bemerkt und honoriert. Zum anderen neigen wir dazu, unseren Problemen im Gegensatz zu angenehmen Situationen mehr Aufmerksamkeit zu schenken.

Je mehr wir verstehen, was uns bei der Überwindung geholfen hat, was uns glücklich macht, desto besser können wir in einer nächsten Situation mit Schwierigkeiten umgehen und desto exakter wissen wir über uns Bescheid. Und das ist immer gut.

Manchmal ist am Ende der Veränderungsarbeit eine graduelle Korrektur der Erfolgsdefinition nötig. Am Anfang, also wenn wir noch tief in unserem Problem verhaftet sind, neigen wir dazu, 100 %ige Veränderungen zu wünschen. Das ist meist nicht möglich und auch nicht sinnvoll. Es ist nie alles schlecht oder alles gut. Oft eröffnen sich auch erst auf dem Weg der Veränderungsarbeit Möglichkeiten, die wir uns anfangs noch gar nicht vorstellen konnten oder zu wünschen gewagt hätten. Anderes, das uns anfangs wichtig erschien, verliert vielleicht an Gewicht. Daher ist es wichtig, nach dem Veränderungsprozess einen klaren Blick auf das Erreichte zu werfen. Je differenzierter wir unser Ziel und auch unseren Erfolg betrachten und bewerten, desto realistischer wird unsere Selbsteinschätzung. Das führt langfristig zu einem freieren Umgang mit Ansprüchen und Erwartungen.

Zur Vertiefung drucken wir hier den Wortlaut der folgenden Meditationsanleitung erneut ab:

Anleitung: Den Flug ganz entspannt erleben

»Ich gehe jetzt imaginativ alle Situationen genauso durch ... wie ich mir das wünsche ... ich atme ganz bewusst in den Bauch und beim Ausatmen sage ich zuerst laut und dann im Inneren nur für mich: ›Ich lasse los‹ ... ein ›Ich lasse los‹ ... mit dem ich zum Ausdruck bringe ... dass alles in Ordnung ist ... Ich stelle mir jetzt mit all meinen Sinnen einmal vor ... ich bin ganz stark und selbstbewusst ... ich erlebe alles nun mit all meinen Sinnen ... vielleicht so ... wie diese Person ... die ich kenne ... und schätze ... die alles so souverän meistert ... nun der Vorabend ... dann die Nacht ... der Morgen ... das Aufstehen ... Tagesbeginn ... Fahrt zum Flughafen ... Betreten des Terminals ... und ich lasse los ... Check-in-Schalter der Fluggesellschaft ... und ich lasse los ... Bordkartenkontrolle ... und ich lasse los ... Sicherheitskontrolle ... und ich lasse los ... ein Gefühl der Sicherheit ... alles wird hier für die Sicherheit getan ... Pass-

kontrolle … und ich lasse los … Duty-free-Bereich … und ich lasse los … bis zum Abflug-Gate … und ich lasse los … hier jetzt eine Pause machen … einen Platz wählen … um mir ein paar Minuten lang Zeit zu nehmen für eine Atemübung … und eine Körperentspannungsübung vor dem Flug … nun Aufrufen des Flugs … ich lasse los … Betreten des Flugzeugs … ich lasse los … freundliche Flugbegleiter … die mich empfangen … auf der Bordkarte den Sitzplatz finden … und ich lasse los … das Gepäck verstauen … und ich lasse los … es wird ein wenig gedrängelt … das ist normal … ich lasse los … den Sitzplatz einnehmen … sich gut in den Sitz reinfallen lassen … ganz entspannt reinfallen lassen … ich lasse los … anschnallen … ich lasse los … auf das Ziel freuen … alle Details im Flieger genau wahrnehmen … die Farben … die Formen … die Mitreisenden betrachten … ich lasse los … sollten jetzt negative Gedanken auftauchen, sofort: Gedankenstopp und zum sicheren inneren Ort gehen … locker und entspannt sitzen … ich lasse los … Atemübung machen … auf das Ausatmen konzentrieren … Ansagen des Flugpersonals anhören … Sicherheitsvorführung ansehen … alles zu meiner Sicherheit … Fliegen ist das sicherste Fortbewegungsmittel auf dieser Welt … ich lasse los … die Triebwerke werden angelassen … ich lasse los … dadurch wird kurz die Stromversorgung unterbrochen … ich lasse los … man hört ein Klackgeräusch … ich lasse los … Pushback des Flugzeugs … ich lasse los … Rollen des Flugzeugs am Boden … es rumpelt über die Straße … ich lasse los … Hören auf das monotone Geräusch der Triebwerke … ich lasse los … der beruhigende Gedanke … dass ein Flugzeug dazu gebaut wurde … wie ein Vogel … ganz elegant … und majestätisch durch die Lüfte zu fliegen … egal … welches Wetter … ich lasse los … Aufheulen der Triebwerke … ich lasse los … Vibrieren des ganzen Fliegers … wie vor Aufregung … endlich in die Luft zu kommen … ich lasse los … Start … ich lasse los … Beschleunigung … ich lasse los … Dahinrumpeln der Räder auf der Startbahn … ich lasse los … sich richtig entspannt und schwer in den Sitz reindrücken lassen … die Hände ganz locker auf den Oberschenkeln ablegen … Atemübung … ich lasse los … das Flugzeug hebt ab … ich lasse los … Steigflug … ich lasse los … ganz normale Geräusche wie das Rumpeln der Fahrwerke beim Einfahren … ich lasse los … der

Druck in den Ohren wird größer … ich lasse los … die Startklappen werden eingezogen … ich lasse los … die Triebwerke werden leiser … ich lasse los … Wackeln des Fliegers beim Durchfliegen der Wolken … so wie wenn ein Auto über ein Kopfsteinpflaster fährt … das Flugzeug wurde für das Fliegen gebaut … Entspannung … Genießen des Ausblicks aus dem Fenster … ich lasse los … Anschnallzeichen gehen mit einem Gong aus … ich lasse los … blauer Himmel … Genießen des eigenen Erfolgs … den Service genießen … ich lasse los … ›Trinken Sie einen Saft oder Wasser‹ … ich lasse los … ruhig atmen … Atempause machen wie geübt … aufkommende Nervosität ist ganz normal … ich lasse los … weiteratmen … wohlfühlen … auch wenn das Flugzeug mal wackelt … ich lasse los … Ansagen des Piloten oder der Pilotin … ich lasse los … Bordverkauf … ich lasse los … weitere Ansagen … Bordunterhaltung … ich lasse los … Sitzbedienung … Verringerung der Geschwindigkeit … ich lasse los … Einschalten der Anschnallzeichen mit einem Gong … ich lasse los … Einleiten des Sinkflugs … ich lasse los … Landeklappen werden geräuschvoll ausgefahren … ich lasse los … dann die Fahrwerke … ich lasse los … das Flugzeug senkt seine Nase nach vorne … ich lasse los … innerlich an den sicheren Ort gehen … ich lasse los … Aufsetzen des Flugzeugs … ich lasse los … Rumpeln auf der Landebahn … ich lasse los … Aufheulen der Triebwerke durch den Umkehrschub … ich lasse los … starkes Abbremsen … ich lasse los … Abschiedsansage … ich lasse los … Ausschalten der Anschnallzeichen … jetzt Stolz … Glück und Freude … genießen!«

Nachwort

Wenn Sie sich fürchten, dann seien Sie nicht zu streng mit sich: Das menschliche Gehirn ist dafür konstruiert. In der Amygdala, einer mandelförmigen Masse von Nervenzellen tief im Gehirn, beginnen diese spezialisierten Zellen zu »feuern«, wenn wir unbewusst eine Furcht zu spüren beginnen. Der »Wachhund« wird geweckt und handelt sofort: Er kämpft, läuft weg oder stellt sich tot. Historisch betrachtet hat das unserer Spezies das Überleben gesichert. Die gute Nachricht ist, dass das Gehirn sehr plastisch ist und dazulernen kann.

Wir können die Amygdala umtrainieren und durch neue Assoziationen andere neuronale Netzwerke knüpfen. Wenn wir uns etwas lebhaft vorstellen, stimuliert das unser Aktionszentrum im Gehirn. Vorgestellte Aktionen (Imaginationen) aktivieren dieselben Hirnareale wie tatsächlich ausgeführte Aktionen.

Deshalb werden Ihnen die in diesem Buch vorgestellten Imaginationen, Visualisierungen und Meditationen helfen, Ihr Ziel zu erreichen: ganz entspannt auf den nächsten Flug zu gehen.

In diesem Sinne wünsche Ich Ihnen:

Always Happy Landings!

Danksagung

Elisabeth Fiege danke ich herzlich für ihre Mithilfe an diesem Buchprojekt!

Anhang: Das Wichtigste in Kurzform

- Selbstmotivation ist der Schlüssel zur Veränderung.

- Fliegen Sie, vermeiden Sie das Fliegen nicht!

- Konzentrieren Sie sich auf das, was wirklich geschieht! Und nicht auf das, was geschehen könnte.

- Turbulenzen können unangenehm sein, sind aber ungefährlich.

- Flugzeuge sind zum Fliegen gebaut – sie gleiten über die Luft wie Boote übers Wasser.

- Vermeiden Sie Alkohol, Koffein, Nikotin und Medikamente und trinken Sie Wasser!

- Machen Sie Entspannungsübungen vor und während des Flugs!

- Atmen Sie tief, ruhig und gleichmäßig!

- Notieren Sie Ihre persönlichen Erfahrungen, die sie beim Durcharbeiten dieses Buches machen!

- Hören sie Ihre Sprachmemos als Meditationen an!

Literatur

Alman, B. u. P. Lambrou (2010): Selbsthypnose. Ein Handbuch zur Selbsttherapie. Heidelberg (Carl-Auer), 9. Aufl.

Bandler, R. a. J. Grinder (1979): Frogs into Princes. Moab, UT (Real People Press).

Bauer, J. (2003): Das Gedächtnis des Körpers. Wie Beziehungen und Lebensstile unsere Gene steuern. Frankfurt am Main (Eichborn).

Benson, H. (2000): The Relaxation Response. New York (Harper Torch).

Blohm, W. (2006): Selbsthypnose und Hypnotherapie. Neue Wege bei Ängsten, Schmerzen, Stress und Depressionen. Heidelberg (mvg).

Bohne, M. (2010): Einführung in die Energetische Psychologie. Heidelberg (Carl-Auer), 2. Aufl.

Bökmann, M. (2008): Mit den Augen eines Tigers. Heidelberg (Carl-Auer), 4. Aufl.

Bongartz, W. u. B. Bongartz (2000): Hypnosetherapie. Göttingen (Hogrefe).

Bonner, K. (2007): Nie mehr Flugangst. Ein Selbsthilfeprogramm in sechs Schritten. Düsseldorf (Patmos).

Campbell, D. (1997): Der Seele Klang. Die heilende Kraft von Atem, Ton und Musik. München (Kösel).

Carr, A. (2000): Endlich fliegen ohne Angst. Der einfache Weg, Flugangst zu überwinden. München (Goldmann).

Cheek, D. B. (1994): Hypnosis: The Application of Ideomotor Techniques. New York (Allyn and Bacon).

De Benedettis, G. (1999): Hypnotically induced Dreams: Rationale and Techniques. *Australian Journal of Clinical and Experimental Hypnosis* 27 (2): 42–49.

De Jong et al. (1999): Treatment of Specific Phobias with Eye Movement Desensitization and Reprocessing (EMDR): Protocol, Empirical Status and Conceptual Issues. *Journal of Anxiety Disorders* (13): 69–85.

De Pascalis, V. (1999): Psychophysiological Correlates of Hypnosis and Hypnotic Susceptability. *International Journal of Clinical and Experimental Hypnosis* 47 (2): 117–143.

DeShazer, S. (2010): Der Dreh. Überraschende Wendungen und Lösungen in der Kurzzeittherapie. Heidelberg (Carl-Auer), 11. Aufl.

DeShazer, S. (2009): Das Spiel mit Unterschieden. Wie therapeutische Lösungen lösen. Heidelberg (Carl-Auer), 6. Aufl.

Conrad, T. (2008): Ich flieg dann mal. Praxiswissen und Behandlungsmethoden für die Therapie von Flugangst. Heidelberg (Carl-Auer).

Dittrich, A. (1985): Ätiologie-unabhängige Strukturen veränderter Wachbewusstseinszustände. Stuttgart (Enke).

Dörner, K. u. U. Plag (2002): Irren ist menschlich. Lehrbuch der Psychiatrie/ Psychotherapie. Bonn (Psychiatrie-Verlag).

Erickson, M. H. (2009): Hypnose. Induktion, psychotherapeutische Anwendung, Beispiele. Stuttgart (Klett-Cotta), 7. Aufl.

Erickson, M. H. a. E. Rossi (2003): Der Februarmann. Persönlichkeits- und Identitätsentwicklung in Hypnose. Paderborn (Junfermann), 3. Aufl.

Faulstich, J. (2010): Das Geheimnis der Heilung. Wie altes Wissen die Medizin verändert. München (Mens Sana bei Knaur).

Frankl, V. E. (1982): Ärztliche Seelsorge. Grundlagen der Logotherapie und Existenzanalyse. Wien (Franz Deuticke).

Freud, S. (1909): Die Analyse der Phobie eines Fünjährigen Knaben. In: Sigmund Freud Studienausgabe, Bd. 8. Frankfurt am Main (Fischer), S. 13–122.

Freud, S. (1926): Hemmung, Symptom und Angst. In: Sigmund Freud Studienausgabe, Bd. 6. Frankfurt am Main (Fischer), S. 227–308.

Gendlin, E. T. (1998): Focusing-orientierte Psychotherapie. Ein Handbuch der erlebnisbezogenen Methode. Stuttgart (Klett-Cotta).

Gross et al. (2002): Serotonin$_{1A}$ receptor acts during development to establish normal anxiety-like behaviour in the adult. *Nature* 416: 396–400.

Hacker, G. W. u. U. Demarmels (2008): Die neue Dimension der Gesundheit. Südwest (München).

Haley, J. (2002): Die Psychotherapie Milton H. Ericksons. Stuttgart (Pfeiffer bei Klett-Cotta).

Halsband, U. (2006): Bilingual and multilingual language processing. In: U. Halsband (ed.): Brain Imaging in Neurosciences – an Interdisciplinary Approach. *Journal of Physiology* 99 (4–6): 355–369.

Heermann, J. (2000): Warum sie oben bleiben. Ein Flugbegleiter für Passagiere. Frankfurt (Insel bei Suhrkamp).

Hammond, D. C. (1990): Handbook of Hypnotic Suggestions and Metaphors. London (Norton).

Hawkins, P. J. (2006): Hypnosis and Stress. A Guide for Clinicians. Chichester (Whurr).

Hüther, G. (2005): Biologie der Angst: Wie aus Stress Gefühle werden. Göttingen (Vandenhoeck & Ruprecht), 3. Aufl.

Jung, C. G. (1954): The Practical Use of Dream Analysis. In: The Collected Works of C. G. Jung, Vol. 16. Princeton (Princeton University Press).

Kabat-Zinn, J. (2005): Wherever You Go, There You Are: Mindfulness Meditation in Everyday Life. New York (Hyperion).

Kabat-Zinn, J. (2006): Gesund durch Meditation. Frankfurt am Main (Fischer).

Kaiser Rekkas, A. (2008): Im Atelier der Hypnose. Entwurf, Technik, Therapieverlauf. Heidelberg (Carl-Auer), 2. Aufl.

Kaiser Rekkas, A. (2010): Die Fee, das Tier und der Freund. Heidelberg (Carl-Auer), 3. Aufl.

Kaiser Rekkas, A. (2011): Klinische Hypnose und Hypnotherapie. Heidelberg (Carl-Auer), 5. Aufl.

Knecht, T. (2005): Erfunden oder wieder gefunden? Zum aktuellen Stand der »Recovered Memory«-Debatte. Schweizerisches Medizin Forum (5): 1083–1087.

Kossak, H.-C. (2004): Hypnose. Lehrbuch für Psychotherapeuten und Ärzte. Weinheim/Basel (Beltz), 4. Aufl.

Koukkou, M. (1998): Neurophysiologische Theorien zur Wiedererinnerung und Veränderung von Gedächtnisinhalten. In: Y. Maurer (Hrsg.): Körperzentrierte Psychotherapie IKP: Grundlegende Theorien und Aspekte. Zürich (IKP).

Lambert M. J. a. A. E. Bergin (1994): The effectiveness of psychotherapy. In: S. L. Garfield a. A. E. Bergin (eds.): Handbook of Psychotherapy and Behavior Change. New York (Wiley).

Lambrecht, F. (2006): Praxisbuch EMDR. Modifizierungen für spezielle Anwendungsgebiete. Stuttgart (Klett-Cotta).

Lankton, S. a. C. Lankton (1986): Enchantment and Intervention in Family Therapy. New York (Brunner/Mazel).

Liggett, D. R. (2010): Sporthypnose. Eine neue Stufe des mentalen Trainings. Heidelberg (Carl-Auer), 2. Aufl.

Magee, W. J. et al. (1996): Agoraphobia, simple phobia, and social phobia in the national comorbidity survey. Archives of General Psychiatry 53 (2): 159–168.

Margraf J. u. S. Schneider (1990): Panik. Angstanfälle und ihre Behandlung. Berlin/Heidelberg/New York (Springer).

Miller, A. (2007): Dein gerettetes Leben. Frankfurt am Main (Suhrkamp).

O'Connor, J. (2001): Neurolinguistisches Programmieren. Gelungene Kommunikation und persönliche Entfaltung. Kirchzarten (VAK).

Möller, H. J. (2006): Therapie psychischer Erkrankungen. Stuttgart (Thieme).

Morschitzky, S. u. S. Sator (2005): Die zehn Gesichter der Angst. Ein Handbuch zur Selbsthilfe. München (dtv).

Olness, K. u. D. P. Kohen (2006): Lehrbuch der Kinderhypnose und Kinderhypnotherapie. Heidelberg (Carl-Auer), 2. Aufl.

Perls, F. S., R. E. Hefferline u. P. Goodman (1981): Gestalt-Therapie. Stuttgart (Klett-Cotta).

Phillips, M. u. C. Frederick (2007): Handbuch der Hypnotherapie bei posttraumatischen und dissoziativen Störungen. Heidelberg (Carl-Auer), 2. Aufl.

Prior, M. (2010): Beratung und Therapie optimal vorbereiten. Heidelberg (Carl-Auer), 4. Aufl.

Reddemann, L. (2003): Imagination als heilsame Kraft. Stuttgart (Pfeiffer bei Klett-Cotta).

Revenstorf, D. u. B. Peter (2008): Hypnose in Psychotherapie, Psychosomatik und Medizin. Manual für die Praxis. Berlin/Heidelberg/New York (Springer), 2. Aufl.

Revenstorf, D. u. R. Zeyer (2009): Hypnose lernen. Leistungssteigerung und Stressbewältigung durch Selbsthypnose. Heidelberg (Carl-Auer), 9. Aufl.

Ried, S. (2000): Das Yoga-Heilbuch: Schmerzen besiegen ohne Medikamente. München (Nymphenburger).

Rossi, E. a. D. B. Cheek (1988): Mind-Body Therapy. New York (Norton).

Rüegg, U. Z. (2007): Psychotherapie und musikinduziertes verändertes Bewusstsein. *Wiener Medizinische Wochenschrift* 158 (17–18): 429–434.

Satir, V. (1990): Kommunikation, Selbstwert, Kongruenz. Paderborn (Junfermann).

Schmidt, G. (2010a): Einführung in die hypnosystemische Therapie und Beratung. Heidelberg (Carl-Auer), 3. Aufl.

Schmidt, G. (2010b): Liebesaffären zwischen Problem und Lösung. Hypnosystemisches Arbeiten in schwierigen Kontexten. Heidelberg (Carl-Auer), 3. Aufl.

Schulz-Stübner, S. (2007): Medizinische Hypnose. Stuttgart (Schattauer).

Schütz, G. (2002): Hypnose in der Praxis. Über das Phänomen der Trance. Paderborn (Junfermann).

Schulz von Thun, F. (2004): Das Innere Team in Aktion. Praktische Arbeit mit dem Modell. Reinbek (Rowohlt).

Senf, W. u. M. Broda (2005): Praxis der Psychotherapie. Stuttgart (Thieme).

Shapiro, F. (2001): Eye Movement Desensitization and Reprocessing. New York (Guilford).

Sölle, D. (1997): Mystik und Widerstand. Hamburg (Hoffmann & Campe).

Trenkle, B. (2009): Die Löwen-Geschichte. Heidelberg (Carl-Auer), 5. Aufl.

Watkins, J. G. u. H. H. Watkins (2008): Ego States. Theorie und Praxis. Ein Handbuch. Heidelberg (Carl-Auer), 2. Aufl.

Watson, J. B. a. R. Rayner (1920): Conditioned emotional reactions. *Journal of Experimental Psychology* (3): 1–14.

Weil, A. (2005): Breathing: The Master Key to Self Healing. Boulder, CO (Sounds True).

Wilk, D. (2010): Auf den Schultern des Windes schaukeln. Heidelberg (Carl-Auer), 3. Aufl.

Wirl, C. (2007): Kreatives Gestalten als Kurzinterventionen in einer Erickson'schen Psychotherapie für Kinder und Jugendliche. In: K. L. Holtz, S. Mrochen, P. Nemetscheck u. B. Trenkle (Hrsg.): Neugierig aufs Großwerden. Heidelberg (Carl-Auer), 3. Aufl., S. 196–227.

Wolberg, L. R. (1964): Hypnoanalysis. New York (Grune & Stratton).

Ziegler, V. W. (1999): Freude am Fliegen. Wien (Ibera).

Ziegler, V. W. (2007): Das Erfolgsprogramm für entspanntes Fliegen. München (Travel House).

Über den Autor

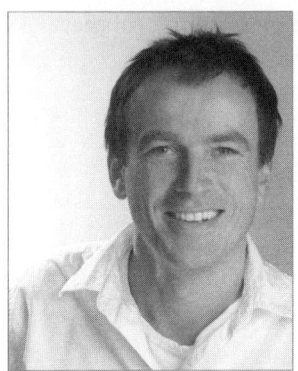

Tobias Conrad, Dr. med., führt eine Privatpraxis für ganzheitliche Medizin in Wien. Neben seiner ärztlichen Tätigkeit ist er Purser und Mitglied des Special Assistance Teams (SAT) der Deutschen Lufthansa. Seine Arbeitsschwerpunkte sind: Klinische Hypnose, Musiktherapie und Heilmeditation zur Behandlung von Angst und stressbedingten Erkrankungen sowie Krisenintervention.

www.tobiasconrad.com

Gelassen fliegen lassen

er Autor und das Carl-Auer-Team wünschen einen guten Flug!

1.

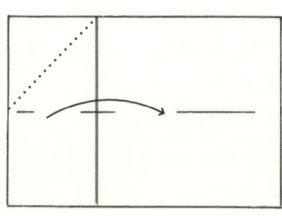

2.

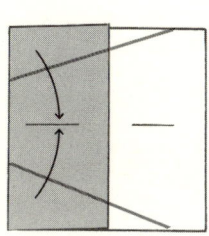

3.

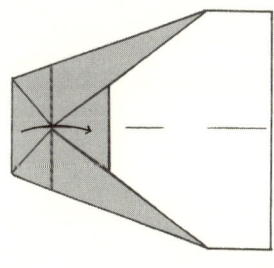

4.

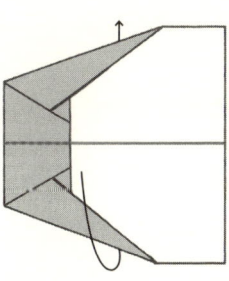

5.

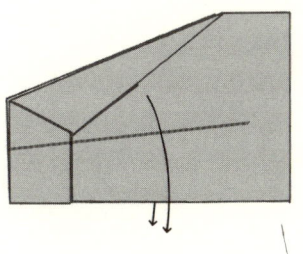

6.

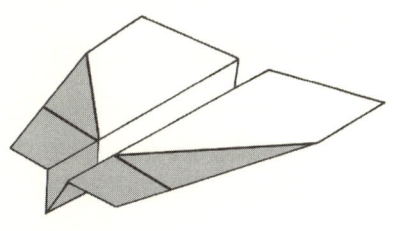

Medizinische Hypnose

Angsterkrankung
Schlaflosigkeit
Psychosomatische Erkrankung
Erschöpfungssyndrom
Suchterkrankung
Übergewicht
Lebenskrise

Ich kümmere mich persönlich um Sie und betreibe eine ganzheitliche
medizinische Diagnostik und Therapie auf seelisch/geistiger/körperlicher
Ebene mit integrativ-komplementärmedizinischen sanften Methoden.

Dr. med. univ. Tobias Conrad
Privatpraxis für medizinische Hypnose

Fleischmarkt 16 - Stiege 1 - Top P
A - 1010 Wien
+43 664 125 13 88

contact@tobiasconrad.com
www.tobiasconrad.com

Bea Engelmann

Willkommen in der Mutzone

Sei kein Frosch, trau dich!

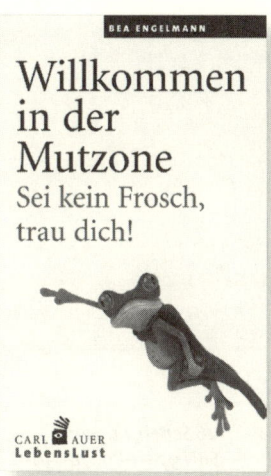

178 Seiten, Kt, 2011
ISBN 978-3-89670-793-2

Wer persönliche Träume oder Ziele erreichen will, braucht meistens auch ein bisschen Mut, um Hindernisse, Widerstände oder auch nur falsche Rücksichtnahme zu überwinden. Bea Engelmann zeigt in diesem Buch, wie man ihn findet.

„Willkommen in der Mutzone!" beruht auf einer Studie zum Thema Mut: Was heißt es für einen persönlich, „mutig" zu sein? Was kann uns ermutigen? Was hindert uns daran, mutig zu handeln – sei es der Sprung vom 10m-Brett im Schwimmbad oder endlich sagen und machen zu können, was wir wirklich wollen.

Aus den vielfältigen Antworten auf diese Fragen entwickelt Bea Engelmann das 7-Zonen-Mut-Modell, einen Wegweiser zu mehr Authentizität und selbstbestimmtem Leben. Die Leser lernen persönliche Blockaden kennen und entwickeln Strategien, um diese zu überwinden. Dabei geht es nicht darum, sich blindlings in Abenteuer zu stürzen. Der Autorin ist es ebenso wichtig, dass die Leser ihre eigenen Grenzen entdecken – und diese schützen lernen.

Das Buch macht Mut, die persönliche Komfort- und Angstzone zu verlassen und sich Freiräume für aktives Handeln zu schaffen. Das Selbstvertrauen, das daraus erwächst, ist die Grundlage, auf der Visionen Wirklichkeit werden.

 Carl-Auer Verlag • www.carl-auer.de

Rolf Reinlaßöder | Ben Furman

Jetzt gehts!

Erfolg und Lebensfreude mit lösungsorientiertem Selbstcoaching

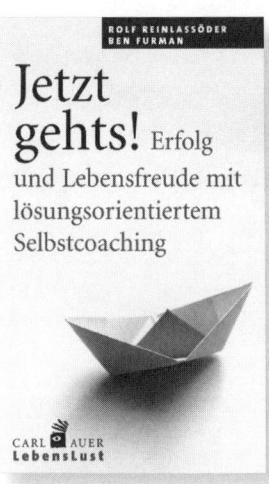

126 Seiten, Kt, 2011
ISBN 978-3-89670-750-5

Wie oft haben wir uns vorgenommen, selbstbewusster auf die Kollegen zu reagieren, den alltäglichen Wahnsinn der Familie leichter zu nehmen, unser Verhältnis zu den Eltern zu ändern oder endlich mit dem Führerschein anzufangen. Jetzt gehts! Denn dieses Buch hilft Ihnen, Ihre eigenen Lösungswege zu entdecken, die passgenau auf Ihren individuellen Alltag und Ihre spezielle Lebenssituation zugeschnitten sind. Und es gibt Ihnen die Leichtigkeit, die Kraft, die Zuversicht und die Motivation, Veränderungen anzugehen und zu erreichen.

Die Kernidee des lösungsorientierten Selbstcoachings lautet, dass es leichter ist, bestimmte Fähigkeiten zu erwerben, als an der Überwindung von Problemen zu arbeiten. Rolf Reinlaßöder und Ben Furman zeigen Ihnen in 12 Schritten, wie Sie Ihre Ziele so definieren und in Fähigkeiten verwandeln, dass Sie schon bald erste Erfolge feiern können.

Das Programm ist schlüssig aufgebaut, gut nachvollziehbar und – ganz wichtig – leicht umzusetzen. So leicht, dass die Autoren ausdrücklich davor warnen: „Überlegen Sie sich gut, ob Sie etwas ändern und Ihrem Ziel ein Stück näher sein wollen – denn es hat Konsequenzen für Sie und für alle anderen!"

 Carl-Auer Verlag • www.carl-auer.de

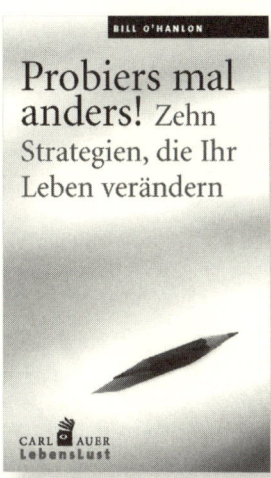